当代中医外治临床丛书

骨伤疾病
中医特色外治 169 法

总主编 庞国明 林天东 胡世平 韩振蕴 王新春

主 编 胡永召 阮志华 陆润兰 吴海明

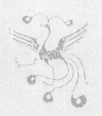

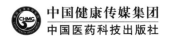

中国健康传媒集团

中国医药科技出版社

内 容 提 要

　　本书搜集了近几十年来骨伤疾病中医特色外治疗法，并结合现代临床实践编撰而成。本书分为"概论"和"临床应用"两大部分。其中概论部分从骨科中医外治法的理论基础、作用机制、提高临床疗效的思路与方法，以及应用的注意事项五方面进行阐述；临床应用部分以病为纲，每种疾病从处方、用法、适应证、注意事项、出处、综合评按等方面对药物外治法、非药物外治法进行详细介绍。本书内容系统全面，对从事骨伤科的临床医生、学生、教师等有一定的参考作用。

图书在版编目（CIP）数据

　　骨伤疾病中医特色外治 169 法 / 胡永召等主编 . — 北京：中国医药科技出版社，2021.5

　　（当代中医外治临床丛书）

　　ISBN 978-7-5214-2339-6

　　Ⅰ . ①骨… 　Ⅱ . ①胡… 　Ⅲ . ①骨损伤—中医治疗法—外治法 　Ⅳ . ① R274

　　中国版本图书馆 CIP 数据核字（2021）第 035625 号

美术编辑 　陈君杞

版式设计 　也　在

出版　**中国健康传媒集团** | 中国医药科技出版社

地址　北京市海淀区文慧园北路甲 22 号

邮编　100082

电话　发行：010-62227427　邮购：010-62236938

网址　www.cmstp.com

规格　710 × 1000mm $^{1}/_{16}$

印张　7 $^{1}/_{4}$

字数　110 千字

版次　2021 年 5 月第 1 版

印次　2024 年 4 月第 2 次印刷

印刷　三河市万龙印装有限公司

经销　全国各地新华书店

书号　ISBN 978-7-5214-2339-6

定价　**29.00 元**

获取新书信息、投稿、为图书纠错，请扫码联系我们。

《当代中医外治临床丛书》
编委会

审稿专家 （按姓氏笔画排序）

王艳君	刘 俊	刘旭生	刘志龙	刘学勤
刘建芳	李 鲜	李俊德	杨国强	吴一帆
张京春	张振贤	胡学军	贾 波	倪 青
符绩雄	彭敬师	谢 胜		

总 主 编　庞国明　林天东　胡世平　韩振蕴　王新春

副总主编 （按姓氏笔画排序）

王宏献	王凯锋	王清峰	王喜聪	吕志刚
朱庆文	刘子明	刘世恩	刘静生	闫 镛
闫金才	李少阶	吴海明	吴德志	张 海
张景祖	陆润兰	陈中良	陈卷伟	武洪民
范志刚	姜卫中	洪新田	姚益猛	郭子华
寇绍杰	韩建涛	韩素萍	楼正亮	

编　　委 （按姓氏笔画排序）

弓意涵	马 贞	马宇鹏	王 珂	王 虹
王 娅	王 娟	王 康	王 琳	王 强
王 鑫	王卫国	王传海	王红梅	王志强
王利平	王银姗	尹贵锦	孔丽丽	双振伟

甘洪桥　艾为民　龙新胜　平佳宜　卢　昭
叶　钊　叶乃菁　付永祥　代珍珍　朱　琳
朱　璞　朱文辉　朱恪材　朱惠征　刘　辉
刘宗敏　刘建浩　刘鹤岭　许　亦　许　强
阮志华　孙　扶　苏广兴　李　松　李　柱
李　娟　李　慧　李　淼　李义松　李方旭
李玉柱　李正斌　李亚楠　李军武　李红梅
李宏泽　李建平　李晓东　李晓辉　李鹏辉
杨玉龙　杨雪彬　吴先平　吴洪涛　宋震宇
张　平　张　芳　张　侗　张　挺　张　科
张　峰　张云瑞　张亚乐　张超云　张新响
陈　杰　陈　革　陈丹丹　陈宏灿　陈群英
武　楠　岳瑞文　金　凯　周　夏　周克飞
周丽霞　庞　鑫　庞国胜　庞勇杰　庞晓斌
郑晓东　孟　彦　孟红军　赵子云　赵庆华
赵海燕　胡　权　胡永召　胡欢欢　胡秀云
胡雪丽　南凤尾　柳国斌　柳忠全　闻海军
娄　静　姚沛雨　钱　莹　徐艳芬　高言歌
郭　辉　郭乃刚　黄　洋　黄亚丽　曹秋平
曹禄生　龚文江　章津铭　寇志雄　谢卫平
靳胜利　鲍玉晓　翟玉民　翟纪功

编撰办公室主任　韩建涛
编撰办公室副主任　王凯锋　庞　鑫　吴洪涛

本书编委会

主　编　胡永召　阮志华　陆润兰　吴海明

副主编（按姓氏笔画排序）

　　　　双振伟　闫金才　苏广兴　李正斌
　　　　时　红　张　健　陈群英　庞勇杰

编　委（按姓氏笔画排序）

　　　　王瑞阳　孔丽丽　司卓琳　吕　望
　　　　许　亦　杨爱玲　张义浦　张亚乐
　　　　范志刚　范柳笛　赵腾飞　秦爱娟
　　　　贾林梦　徐　通　高言歌　郭宏磊
　　　　韩柄秋　曾杨玲

良工不废外治

——代前言

中医外治法是中医学重要的特色标志之一。在一定程度上讲，它既是中医疗法乃至中医学的起源，也是中医药特色的具体体现。中医外治法经历了原始社会的萌芽、先秦时期的奠基、汉唐时期的发展、宋明时期的丰富、清代的成熟以及当代的完善与发展。尤其是近年来，国家中医药管理局高度重视对中医外治法的发掘、整理与提升，并且将其作为中医医院管理及中医医院等级评审的考评指标之一，极大地推动了中医外治法在临床中的应用和推广。中医外治法与内治法殊途同归、异曲同工，不仅可助提临床疗效，而且可以补充内治法的诸多不足，故自古就有"良工不废外治"之说。因此，中医外治法越来越多地得到各级中医管理部门、各科临床一线医护人员的高度重视和青睐。

近年来，中医外治法的发掘、整理、临床应用研究虽然受到高度重视，但惜于这许许多多的传统与现代新研发的外治疗法散见于各个期刊、著作等文献之中，不便广之，尤其是对于信息手段滞后及欠发达地区的基层医务人员来说，搜集资料更加困难，导致临床治疗手段更是受到了极大的限制。为更好地将这些疗法推广于临床各科，更好地弘扬中医特色外治疗法，在上海高品医学激光科技开发有限公司、河南裕尔嘉实业有限公司的支持与帮助下，我们组织了全国在专科专病领域对外治法有一定研究的 50 余家中医医院的 260 余位临床专家编撰了这套《当代中医外治临床丛书》。本丛书以"彰显特色、简明扼要、突出实用、助提疗效"为宗旨，每册分为概论和临床应用两大部分。其中概论部分对该专病外治法理论基础、常用外治法的作用机制、提高外治临床疗效的思路与方法以及应用外治法的注意事项五个方面进行阐述；临床应用部分以病为纲，每病通过处方、用法、适应证、注意事项、出处、综合评按六栏对药物外治法、非药物外治法进行详细介绍。尤其是综合评按一栏，在对该病所选外治法进行综合总结分析的基础上，提出应用外治法的要点、心得体会、助提疗效的建议等，乃本书的一大亮点，为读者正确选用外治方法指迷导津，指向领航。本套丛书共分为内科、外科、妇科、儿科、五官科、皮肤科、男科、骨伤科、肛肠科、康复科十大类 20 个分册，总计约 300 万字。其中，书名冠以"××法"，实一方为一法。希望本套丛书的出版能为广大中医、西医、中西医结合临床工作者提供一套实用外治疗法参考书。

由于时间仓促，书中难免有不足之处，盼广大读者予以批评指正，以利再版时修订完善！

庞国明

2021 年 3 月

编写说明

　　从中、西医各自的发展历程来看，各有其悠久的历史，在长期医疗实践中都积累了丰富而宝贵的经验，二者对人类防病、治病都做出了巨大的贡献。但是，人类社会的发展是不平衡的，中国和西方国家在历史条件、地理环境、社会经济等方面，各有不同。中国目前是中西医并存，共同发展，这就在客观上形成了中西方医学结合的一个自然基础条件，二者有机结合，取长补短，大大提高了骨伤疾病的临床疗效。

　　目前，从全国范围来看，对于中医外治法治疗骨伤科疾病的研究，发展还不平衡。一般来说，大中城市及专科医院开展得较好，广大基层医院开展得较差，且目前出版的有关这方面的专著也并不多。一些外治法，特别是民间有特殊疗效的外治法由于没有发表途径，得不到推广应用。因此，我们将临床医生以中医外治法治疗骨伤科疾病方面的心得体会及近年来发表在专业杂志和书籍中的文献资料集结成书，献给广大骨伤科工作者。本书内容重在实用，以期为广大医学院校师生及从事骨伤医学的临床工作者提供一本实用的参考书。

　　本书处方需在医师指导下应用，患者不可自行选用。如果说本书能够对从事本专业的读者有些许参考价值的话，编著者们将倍感欣慰。因编者水平和时间所限，书中难免存在不足之处，请广大读者指正，以便再版时修订提高。

编　者
2021 年 3 月

目 录

第一章

概论

第一节　骨伤外治法历史渊源及发展

一、萌芽时期

中医骨伤科外治法历史悠久，早在公元前 11~ 前 8 世纪的周朝，中医学分科已有"疡医"，即外伤科医生。公元前 476~ 公元 220 年的战国、秦汉时期，伤科基础理论已基本形成，马王堆汉墓出土的医学帛书记载了战国时代包括手术、练功及方药等方面诊治骨折、创伤及骨病的丰富经验，其中对破伤风（痉）的描述为世界上最早的记录。成书于这一时期的《黄帝内经》，为中医骨伤科学外治法奠定了理论基础。

二、发展时期

公元 220~960 年的三国至隋唐、五代时期，伤科诊疗技术有了长足的进步。晋代葛洪（公元 261~347 年）所著《肘后救卒方》，记载了下颌关节脱位的整复手法，这是世界上关于该方法的最早记载，并沿用至今；同时，还记载了竹片夹板固定骨折、烧灼止血、桑白皮线缝合肠断裂等开放性创口的处理方法。南齐龚庆宣整理的《刘涓子鬼遗方》（公元 752 年成书）记载了创口感染、骨关节化脓性疾病的治法，提出了骨肿瘤的诊断和预后，记述了"阴疽"（类似于髋关节结核）、"筋疽"（类似于脊柱结核）的证候。隋代巢元方（公元 581~618 年）所著《诸病源候论》，详细论述了对复杂骨折的处理，记载了用丝线结扎血管，还提出可以将破碎的关节和折断的骨骼于受伤后立即用线缝合，这是世界上关于骨折内固定最早的记载。唐代王焘所著《外台秘要》（公元 752 年成书）指出，损伤"有两种，一者外损，一者内伤"，最早将伤科疾病分为外损与内伤两大类。唐代蔺道人所著《仙授理伤续断秘方》（公元 841~846 年成书），是我国现存最早的一部伤科专著，该书提出了一套与现代治疗相类似的骨折整复固定方法和处理开放性骨折需要注意的规则，形成了麻醉、清创、整复、固定、练功、按摩以及内外用药等一系列治法。

宋元时期，中医伤科有了进一步的发展。宋代"太医局"设立"疮肿兼折疡科"，在民间出现了专门接骨的骨伤科医生。元代"太医院"设十三科，其中包括"正骨科"和"金镞兼疮肿科"。宋代王怀隐等编著的《太平圣惠方》（公元 992 年成书），专列"折伤门""金疮门"，倡导用柳木板固定骨折；张杲在《医说》中记载有通过切除死骨来治疗开放性胫腓骨骨折并发骨髓炎的成功案例；《夷坚志》记载了在颌部施行类似异体植骨术的病例；《洗冤集录》是我国第一部法医学专著，其中记载了不少检查外伤的方法。元代危亦林所著《世医得效方》（公元 1337 年成书），在整骨方面有精确记载，并记录了当时已采用刀、剪、钳、凿、夹板等多种医疗器械进行骨科手术；在脊柱骨折的整复方面，该书第一次提出了采用两踝悬吊复位法，为世界首创。

三、兴盛时期

明清时期是骨伤科的兴盛时期，这一时期的医家不但继承了前人的经验，而且在理论上有所发展，出现了较多的骨伤科专著。明清两代太医院均设有"接骨科""正骨科"和"正体伤科"。明代《金疮秘传禁方》记载了用骨擦音作为检查骨折的方法，对开放性骨折主张把穿出皮肤已被污染的骨折端切除，以防感染。朱橚等编著的《普济方》，在"折伤门""金疮门"和"杖伤门"等卷中，辑录治疗伤科的方药 1256 首，是 15 世纪以前中医治伤方药的总汇，在"接骨手法"中，介绍了 12 种骨折脱位的复位固定方法，在"用药汤使法"中又列出了 15 种骨折、脱位的复位固定法。薛己撰《正体类要》，重视整体疗法，序文中提出"肢体损于外，则气血伤于内，营卫有所不贯，脏腑由之不和"，强调突出八纲、脏腑、气血辨证论治，用药主张以补气血、补肝肾为主，行气活血次之，开创了以"气血学说"和"平补法"为基础的骨伤科"内治学派"先河。异远真人所著《跌损妙方》，记载全身 57 个穴位，总结了一套循经疗伤、按受伤穴位而施治的方药，成为骨伤科"少林学派"的代表。

清代骨伤科在总结前人治疗骨伤疾病经验的方面，做出了突出的贡献。吴谦等编著的《医宗金鉴·正骨心法要旨》（公元 1749 成书），在骨折的治疗方面述了"摸、接、端、提、按、摩、推、拿"8 种整骨手法，以及竹簾、杉篱、腰柱、通木、抱膝圈等各种外固定器材。该书还成为清代培养、考核骨伤科医师的蓝本教材，对近代中医骨伤科影响甚大。清代钱秀昌所著《伤科补要》、赵竹泉所著《伤科大成》都系统论述了各种损伤证治，并附有很多治伤方药。

鸦片战争后，中国逐渐沦为半封建半殖民地国家，中医受到歧视，中医伤科面临危机，处于花叶凋零、自生自灭的境地。在此期间，伤科著作甚少，以前处于萌芽状态的骨折切开复位、内固定等技术不仅没有发展，而且基本上失传。随着西方文化的侵入，西方医学大量输入中国，东西方文化不断交流，产生了中西医汇通思想，在 19 世纪末、20 世纪初形成了以唐容川为代表的，主张"中体西用""衷中参西"的"中西医汇通派"，继而到 20 世纪 20 年代兴起了中西医结合研究。

四、成熟时期

进入 20 世纪，诸如 X 线等物理诊断技术的传入，引起我国医学界的广泛重视，尤其对骨伤科来讲，其重要性、先进性自然不容忽视。因此，当时在上海等大城市里有条件的中医骨伤医生，都尽可能地学习 X 线诊断知识，利用 X 线拍片来诊断疾病，大大提高了诊断的准确性。与此同时，一些著名伤科医生一方面看到在当时历史条件下 X 线诊断技术应用尚不广泛，传统的诊断技术在更多地区仍有着广泛的实用性；另一方面，认识到 X 线诊断技术较之丰富的传统骨伤诊断经验而言，亦有其局限性，正如 20 年代即悬壶上海的十五世伤科传人魏指薪所言："X 线片是重要的、必须的，但不能完全依赖它。有的骨裂或骨错缝，在 X 线片上由于摄片时的体位关系或其他因素等，往往不能得到正确的反映。"而魏指薪则能结合丰富的临证经验用触摸的方法予以诊断。可见中西医在骨伤科学上的碰撞是和缓的。中医既注意吸取西医之长，同时也注重发挥中医骨伤科学几千年丰富经验之优势，这样和缓而理智的融合，为以后骨伤科中西医结合的发展提供了一个良好的开端。

从 20 世纪 50 年代开始，我国学者对中西医骨伤科技术发展历史进行了对比分析，结合当时国内外的概况，重新认识了人体的生长发育规律，运用辩证唯物主义和历史唯物主义的观点，对中医各家和西医各派的学说和技术进行了比较鉴别，看到了古今中外医学的联系和区别以及各自的长处和缺点，取长补短，融会贯通，首先在骨折的治疗方面取得了突破性的成就。1958 年，我国著名骨伤科专家方先之、尚天裕等虚心学习著名中医苏绍三的正骨经验，博采各地中医伤科之长，运用现代科学知识和方法，开创了动与静的治疗观，总结出新的正骨八大手法，研制成功新的夹板外固定器材，同时配合中药内服、外治及传统的练功方法，形成一套中西医结合治疗骨折的新疗法。其编著的《中西医结合治疗骨折》一书，提出了以内因为主、动静结合（固定与运动结合）、筋骨并重（骨折愈合与功能恢复同时进行）、内外兼治（整体治疗与局部治疗兼顾）、医患配合（医疗措施需通过患者的主观能动性才能发挥作用）为主要内容的新的治疗原则，使骨折治疗提高到一个新水平，在国内外产生了重大影响，被国际骨科界称为 "CO 学"（Chinese Osteosynthesis）。

20 世纪 70 年代以后，中西医结合骨伤科学在治疗开放性感染骨折、脊椎骨折、关节内骨折及陈旧性骨折脱位等方面总结了成功经验，在治疗慢性骨髓炎、慢性关节炎方面也取得了一定的效果。传统的中医伤科经验得到进一步发掘、整理与提高，逐步形成了一套有中医特色的治疗骨折、骨病与软组织损伤的新疗法。在外固定方面，各地在总结中西医固定器械优缺点的基础上，把两者有机地结合在一起，运用现代科学理论加以论证。20 世纪 90 年代，光镜、电镜、电生理、生物化学、生物力学、分子生物学、同位素、电子计算机、磁共振、骨密度仪等现代科学技术已在本学科的基础研究与临床医疗中得到应用。一些治疗骨延迟愈合、骨质疏松、骨缺血性坏死、骨髓炎及骨性关节炎的中药新药不断被研制出来，产生了良好的社会效益与经济效益。在颈肩臂痛、腰腿痛、骨关节粘连性疾病、脊柱内脏相关性疾病的诊治中均取得了长足的进步。如今，中医骨伤科学已走出国门，对外交流日益频繁，其必将为人类健康事业做出更大的贡献。

第二节　骨伤科常用外治法

中医骨伤科外治法是指运用手法、手术或配合一定的器械以及药物等对损伤局部进行治疗的方法。外治法是和内治法相对而言的法则，在骨伤科临床上占有重要的地位。清代吴师机在《理瀹骈文》中说："外治之理即内治之理，外治之药即内治之药，所异者法耳。"兹将基层临床医师常用如药物、封闭、针灸、针刀等常用外治法介绍如下。

一、外用药物疗法

外用药物治疗骨伤科疾病是中医骨伤科重要的疗法之一，它是在辨证论治的基础上，具体贯彻内外兼治，即局部与整体兼顾的主要手段。外用药物治疗骨伤科疾病有着悠久的历史，早在秦汉时期，就有以膏药为主治疗各种创伤的方法和方药，应用贴敷治伤已很普遍。唐代《仙授理伤续断秘方》介绍了洗、贴、掺、揩等外用方法和药物治疗骨关节损伤。到了宋代的《太平圣惠方》《圣济总录》则比较系统全面地介绍了贴敷的方药。吴师机根据自己丰富的临床经验在《理瀹骈文·略言》中提出"凡病多从外入，故医有外治法，经文内取、外取并列，未尝教人专用内治也"与"外治之理即内治之理，外治之药亦即内治之药，所异者法耳"的观点，颇为后世骨伤医家所推崇。骨伤科临床非常重视外用药的应用，并积累了很多外治经验，研制了许多行之有效的外治方法和药物。由于这些方法疗效卓著，易于掌握，作用直接，而且简便、价廉，所以经久不衰。按其剂型可分为贴敷药、涂擦药、熏洗药、湿敷药与热熨药。

（一）贴敷药

外用贴敷药应用最多的是膏药、药膏和药粉 3 种。使用时是将药物制剂直接贴敷在损伤局部，使药力发挥作用，可收到较好的疗效，正如吴师机论其功用："一是拔一是截，凡病所结聚之处，拔之则病自出，无深入内陷之患；病所经由之处，截之则邪自断，无妄行传变之虞。"

1. 药膏

（1）药膏的配制是将药碾成细末，然后选加饴糖、蜜、油、水、鲜草药汁、酒、醋或医用凡士林等，调匀如糊状，涂敷伤处。近代伤科各家的药膏用饴糖较多，主要是取其硬结后药物本身的作用和固定、保护伤处的作用。饴糖与药物的比例按 3：1 调制。对于有创面的创伤，使用药物与油类熬炼或拌匀制成的油膏，因其柔软，且有滋润创面的作用。

（2）药膏的种类

①祛瘀消肿止痛类：适用于骨折、筋伤初期肿胀疼痛剧烈者，可选用消瘀止痛药膏、定痛膏、双柏膏、消肿散等药膏外敷。

②舒筋活血类：适用于扭挫伤筋、肿痛逐步减退的中期患者。可选用三色敷药、舒筋活络药膏、活血散等药膏外敷。

③接骨续筋类：适用于骨折整复后，位置良好，肿痛消退之中期患者。可选用接骨续筋药膏，外用接骨散、驳骨散等药膏外敷。

④温经通络、祛风散寒除湿类：适用于损伤日久，复感风寒湿邪，肿痛加剧者。可用温经通络药膏外敷；或用舒筋活络类药膏，酌加温散风寒、除湿的药物外敷。

⑤清热解毒类：适用于伤后感染邪毒，局部红、肿、热、痛者。可选用金黄膏、四黄膏等药膏外敷。

⑥生肌拔毒长肉类：适用于伤后创面感染者，可选用橡皮膏、生肌玉红膏、红油膏等药膏外敷。

2. 药粉

药粉即散剂，又称掺药。

（1）药粉的配制是将药物碾成极细的粉末，收贮瓶内备用。使用时或将药粉直接掺于伤口处，或置于膏药上，将膏药烘热后贴患处。

（2）药粉的分类按其功用可分为以下几类。

①止血收口类：适用于一般创伤出血，常用的有桃花散、花蕊石散、金花铁扇散、如意金刀散、云南白药等。

②祛腐拔毒类：适用于创面腐脓未净，腐肉未去，或肉芽过长的患者。常用的有九一丹、七三丹以及红升丹、白降丹。

③生肌长肉类：适用于脓水稀少，疮面新肉难长的患者。常用的有生肌八宝丹等，也可与祛腐拔毒类散剂掺合在一起应用。

④温经散寒类：适用于损伤后期，气血凝滞，风寒湿邪痹阻疼痛的患者。常用的有丁桂散、桂麝散等。

⑤活血止痛类：适用于损伤后，局部瘀血阻滞肿痛的患者。常用的有四生散、代痛散等。

（二）涂擦药

涂擦药可直接涂擦于伤处，或在施行理筋手法时配合推擦等手法使用，或在热敷熏洗后进行自我按摩时涂擦。其主要分为以下几类。

1. 酊剂

酊剂又称为外用药酒或外用药水，是用药与白酒、醋浸制而成，一般酒醋之比为 8∶2，也有单用酒浸者。近年来还有用乙醇溶液浸泡加工炼制的，常用的有活血酒、伤筋药水、息伤乐酊、正骨水等。其具有活血止痛、舒筋活络、追风祛寒的作用。

2. 油膏

油膏是指用香油把药物熬煎去渣后制成的油剂或加黄醋、白醋收膏炼制而成，具有温经通络、消散瘀血的作用，适用于关节筋络寒湿冷痛等证。

也可配合手法及练功前后做局部涂擦，常用的有跌打万花油、活络油膏、伤油膏等。

（三）熏洗药

在唐代蔺道人所著《仙授理伤续断秘方》中就有相关论述，熏洗的方法古称"淋拓""淋渫""淋洗"或"淋浴"，是将药物置于锅或盆中加火煮沸后熏洗患处的一种方法。即先用热气熏蒸患处（冬季气温低，可在患处加盖棉垫，以保持热度持久），每日 2 次，每次 15~30 分钟。每剂药可熏洗数次。药水因蒸发而减少时，可酌量加水再煮沸熏洗。该类药具有舒松关节筋络、疏导腠理、流通气血、活血止痛的作用，用于关节强直拘挛、疼痛麻木或损伤兼夹风湿者均有卓效。

（四）湿敷药

临床上把中药制成水溶液，供创伤或溃破伤口湿敷洗涤用，常用的有甘葱煎水、野菊花煎水、2%~20% 黄柏溶液，以及蒲公英等鲜药煎汁。

（五）热熨药

热熨法是一种热疗方法。临床多选用温经祛寒、行气活血止痛的药物，用布包裹，加热后垫熨患处，借助其热力作用于局部，适用于腰背躯体熏洗不便之处。

二、非药物外治法

（一）针灸疗法

针灸疗法是运用针刺或艾灸人体相应的穴位，从而达到治疗疾病目的的一种方法。针灸具有调和阴阳、舒筋活络、活血祛瘀、行气止痛、祛风除湿等作用。

针灸在骨伤科疾病的治疗中应用的范围很广，一般新伤取穴"以痛为腧"，或结合邻近取穴，在疼痛剧烈处进针可收到止痛消肿、舒筋活络等效果；陈旧伤主要是以循经取穴为主，辨证取穴。若因损伤而致昏厥不省人事者，可取人中、十宣或涌泉等穴急救。针灸方法很多。常用的针法有毫针法、电针法、水针法和耳针法等，灸法有艾炷灸、艾条灸和温针灸等，在应用时应根据临床病证的不同选择使用。

（二）针刀疗法

针刀疗法是以中医针刺疗法和西医学的局部解剖、病理生理学知识为基础，与现代外科有限手术和软组织外科松解理论相结合而形成的一种新的治疗方法。这种治疗方法"以痛为腧"，用针刀刺入病所，以治疗肌肉、筋膜、韧带、关节滑膜等软组织的损伤性疾病。

1. 特点和性能

针刀疗法有方法简、痛苦小、见效快、花钱少，以及变不治为可治、变复杂为简单、变难治为速愈等特点，较为临床医生和患者所欢迎。针刀形状像针，但末端有一个 0.8mm 宽的刃，在刺入体内时，容易避开神经、血管和重要脏器。针刀设计有方向性，可根据在体外的刀柄部分判明刀锋在体内的方向。治疗时按照一定的操作方法和入路，结合局部解剖就可安全地将刀刃刺到病灶部位，进行各种治疗。针刀的刀刃比较锋利又有一定弹性，可以在体内很快切开或剥离病变组织，在体内运动、旋转、小距离移动而不会卷刃和折断。小针刀很细，直径只有 1~3mm，对组织近于无损伤。这种特殊的结构和性能，能够保证闭合性手术顺利而安全地实施。

2. 适应证

针刀疗法主要适用于肌肉、筋膜、韧带等软组织损伤后粘连而引起的固定性疼痛、韧带积累性损伤、各种腱鞘炎、滑囊炎以及跟痛症等。

3. 进针方法

（1）定点：先确定病变部位，弄清局部解剖结构，在进针部位用龙胆紫药水做记号，常规消毒铺巾。

（2）定向：使针刀的刀口线与大血管、神经及肌纤维走向平行；若肌纤维的走向与神经、血管不平行，则以神经、血管方向为准。

（3）加压分离：以右手拇、食指捏住针柄，其余三指托住针体，稍加压力，使进针点形成一长形凹陷，使刀口下的神经、血管分离到刀口两侧。

（4）刺入：继续加压，感到坚韧感时，说明刀口下组织已接近骨质，稍加压即可刺透皮肤。刺到需要深度，再施行各种手术。

第三节　外治法作用机制

中药外治法与内治法一样，均是以中医的整体观念和辨证论治思想为指导，运用各种不同的方法将药物施于皮肤、孔窍、腧穴等部位，以发挥其疏通经络、调和气血、解毒化瘀、扶正祛邪等作用，使失去平衡的脏腑阴阳得以重新调整和改善，从而促进机体功能的恢复，达到治病的目的。"治虽在外，无殊治内也"。究其作用机制不外乎整体作用、局部作用二端。现就传统认识和有关现代研究择述于后，以便于临床应用研究的进一步开展。

一、整体作用及其机制研究

整体作用是指在某一特殊部位施以外治，通过药物的吸收或局部刺激所引起的整体药理效应或全身调节作用。因此，它又可分为药物的直接作用和间接作用两种。

1. 直接作用

（1）传统认识：直接作用是指药物透过皮肤、孔窍、腧穴等部位直接吸收，进入血络经脉，输布全身，以发挥其药理作用。如药物施于脐部，气味入血，通过血脉运行全身，可改变五脏六腑的病理状态。"则知由脐而入，无异入口中"。实践证明，这一疗法对多种疾病有肯定疗效，其在各科临床中的运用日趋受到重视。

（2）现代研究：随着中医现代化的发展，中药外治机制的现代研究也日益受到重视，并取得了一定的成绩。现仅从两个方面概述如下：

①药物吸收机制的研究：这一研究的开展对中药外治疗法，尤其是内病外治的研究提供了客观依据，对指导中药外治途径的选择和新型外治制剂的研制有着重要意义。

皮肤吸收：中医皮肤给药的特色在于经穴外敷。以脐疗为例，中医认识已如上述。而现代研究表明，脐部无皮下脂肪，表皮角质层较薄，脐下双侧有腹壁下动脉和静脉及丰富的毛细血管网，故药物易于穿透、弥散而被吸收。药物经皮肤吸收的途径主要有：第一，通过动脉通道、角质层转运（包括细胞内扩散、细胞间质扩散）和表皮深层转运而被吸收，药物可通过一种或多种途径进入血液循环。第二，水合作用：角质层的含水量为环境相对湿度的函数。中药外贴，"形附丽而不离""气闭藏而不泄"，局部形成一种汗水难以蒸发扩散的密闭状态，使角质层含水量由 5%~15% 增加至 50%。角质层经水合作用后，可膨胀成多孔状态，易于药物穿透。实践证明，药物的透皮速率可因此增加 4~5 倍。同时还能使皮温从 32℃增至37℃，加速血液循环。第三，表面活性剂作用：如膏药中所含的铅皂是一种表面活性剂，可促进被动扩散的吸收，增加表皮类脂膜对药物的透过率。第四，芳香性药物的促进作用：在外治方药中，冰片、麝香、沉香、檀香、菖蒲、川椒、白芥子、姜、肉桂之类芳香药物，几乎方方皆有。现代离体皮实验表明，芳香性药物敷于局部，可使皮质类固醇药物的透皮能力提高8~10 倍。这说明我们的先贤多以芳香类药物为主进行外治，是有其深刻道理的。

近年来，人们还将透皮吸收促进剂引进中药外治领域，使药物呈分子或亚分子状态均匀地分布于基质中，以利于迅速、均匀地透皮吸收进入血液循环，既促进了外用药物的吸收，又保持了血药浓度的稳定。这些都对今后外治制剂的改革有重要启迪。

灌肠吸收：现代医学对大肠的生理和肠道给药的吸收、转送过程已有较明确认识。正常人大肠吸收液体的能力为每日 4~6L，在病理状态下仍然很强，直肠给药的吸收有两个途径：第一是通过直肠静脉经门静脉进入肝脏，然后进入大循环；第二是通过中直肠和下直肠静脉进入下腔静脉，绕过肝脏而直接进入大循环。药物注入结肠时，其吸收途径有上直肠静脉和结肠静脉。其特点一是减少药物在肝脏中发生化学变化，能较好地保持药物效力的完整性；二是吸收快、奏效速。研究表明，大肠给药的吸收速度较口服为快，其黏膜吸收在用药之后立即开始。

鼻腔吸收：无论是取嚏法、喷鼻法，还是滴药法、塞药法、闻药法等都是通过鼻黏膜的吸收途径而起到治疗作用的。国外研究表明，鼻黏膜有反射作用，当刺激有关部位时，可产生生理和治疗效应。鼻黏膜表面积约为 $150cm^2$，其上分布有丰富的血管，鼻黏膜上的纤毛可增加药物吸收的有效面积。因此，鼻腔用药对某些病症有较好疗效。

口腔吸收：口腔黏膜血管丰富，口腔给药可使药物在口中含化溶解经黏膜表面扩散，通过毛细血管吸收进入血液，因此口腔黏膜对某些药物吸收较快，有时仅次于静脉注射及雾化吸入。如中药麝香酮舌下含化、速效救心丸舌下含化等，通常均在几分钟内即可缓解心绞痛。

肺部吸收：肺部对药物的吸收，主要是通过吸入气雾剂实现的。当药物雾化成粒径为 $0.5 \sim 1\mu m$ 的颗粒，经口腔喷入可直达肺泡囊，不但能迅速起局部作用，也可被很快吸收而起全身作用，其吸收速度甚至不亚于静脉滴注法。

以上研究，几乎完全充实了中药外治"切于皮肤，御于内理，摄于吸气，融于渗液"的理论。表明施用外治药物能迅速经皮肤、黏膜等处的渗透扩散，吸收入血的可靠性，也为今后开展中药外治的研究提供了重要依据。

②药物作用机制的研究：中药外治法之所以能够防治疾病，是因为它有与内治法同样的作用机制，从目前的研究概况看，中药外治法除有因药物直接进入血液循环系统发挥其本身的药理作用外，还有调整各系统组织器官功能和机体免疫功能等作用。

提高机体免疫功能：这一作用机制已被各地临床应用和实验研究所揭示，如20世纪70年代上海市传染病总院用甜瓜蒂末喷鼻治疗病毒性肝炎，发现用药后能提高机体细胞免疫功能，淋巴细胞转化率和淋巴细胞绝对值均有明显增高，从而起到退黄和改善肝功能的作用。中国中医研究院在古方的基础上研制出"冬病夏治哮喘膏"，其治疗喘息型支气管炎、支气管哮喘效果良好，被各地广泛采用。从文献资料看，此类中药贴敷于体表腧穴，可增强机体细胞免疫和体液免疫，提高机体抗感染、抗过敏的能力。关于艾灸的实验研究更加明确了这一功能。研究发现，施灸后可使免疫体大量产生溶血素、凝集素、沉降素，显著增加白细胞数量，提高白细胞的吞噬能力，增强机体免疫力和对各种疾病的抵抗能力。其他如脐疗、灌肠、中药离子导入等方法对机体免疫功能均有一定调节作用。由此可见，中药外治法提高机体免疫功能的途径是多方面的，但主要是通过不同程度地增强网状内皮系统功能活动，增加体内各种特异性抗体及非特异性抗体等作用而实现的。

对血液系统的调整作用：这项研究以灸法和磁疗为多，灸法可使白细胞、红细胞数量显著增加，甚至成倍增加；使血沉速度下降，如灸前约为每小时 50mm 者，灸后可降至 15mm 或更低。这一指标的改善与艾灸对风湿性关节炎、类风湿性关节炎、结核病等血沉升高性疾病的临床疗效是一致的。艾灸还可使血液凝固时间缩短，增加止血作用，故灸法对痔疮出血、鼻衄、子宫出血、眼底出血等出血性疾患，常获良效。熏蒸、热浴、熨敷等方法有物理温热刺激作用，也可扩张局部毛细血管，加速血液循环，对血液成分起到调整作用。

对神经、体液及内分泌的影响：前面所述的"冬病夏治哮喘膏"，之所以对各种哮喘有效，是和贴敷法能提高丘脑－垂体－肾上腺皮质系统的内分泌功能分不开的。灸法对神经具有兴奋和抑制的双向调节作用，可使功能低下、衰弱或麻痹的神经得以兴奋，或使由于过敏而引起疼痛、痉挛的神经得以镇静。所以灸法不仅对神经痛、头痛、胃痉挛等病症有良效，而且对神经麻痹、半身不遂也有效。此外，压迫耳穴可使胆汁分泌增加、促进胆管平滑肌收缩有利于结石的排出等。以上这些，仅是近年来对部分中药外治法作用机制的研究，而更多的关于中药外治法的作用机制还有待进一步深入研究探讨。

2. 间接作用

间接作用是指药物对局部的刺激，通过经络系统的调节而起到纠正脏腑阴阳气血的偏盛偏衰、补虚泻实、扶正祛邪等作用以治疗疾病。它首先表现在药物施于体表、腧穴、孔窍等，对局部产生一定的刺激，可通过经络将这一刺激信息传入内脏或至病所，发挥调节或治疗效应。其次是促进药物直接治疗作用的发挥。这是因为中药外治除了施药外，还有辅助的温热刺激、化学刺激和机械物理刺激等，以加速血液循环，促进药物的渗透、吸收和传播，而增强全身效应。如吴师机治疗阴寒证，除用炮姜、附子、肉桂、麝香、吴茱萸末等包裹放入脐内，上盖生姜片、葱根外，另用熨斗熨之或烙铁烙之。吴氏认为这是"逼药气入肚"。现代所用的中药电离子导入法、中药透皮法、中药电热熨法等，其中熨之、烙之、电导、温熨、透皮等，无不属间接作用的具体运用。实践证明：这一间接作用的运用，对提高临床疗效大有裨益。

此外，药物对体表某一部位的刺激，还可通过反馈原理将刺激信息传入体内相应的部位，从而起到生理或治疗效应。如耳压对耳穴的机械刺激可通过末梢神经传入大脑皮层的相应区域，从而抑制或减弱原有的病理兴奋灶，使大脑皮层的兴奋与抑制趋于平衡，以获得疾病的痊愈或好转。

此外，从某种意义上讲，中药外治，特别是外敷于腧穴、病变局部（针灸称阿是穴）的中药，可通过经穴—内脏相关的途径，作用于体内的各个系统而起到多系统、多器官、多途径、多环节的调整作用，这也包含间接作用在内。

二、局部作用及其机制研究

局部作用是指药物对病变局部的治疗作用而言。如疔、疮、疖、痈外敷如意金黄膏以清热解毒、消痈散结；跌打损伤外敷云南白药以活血通络、消肿止痛；中药保留灌肠治疗结肠炎、直肠溃疡等，均是药物对病灶局部作用的体现。中药外治局部作用的现代研究，主要有以下几个方面。①采用各种不同方法，对外治中药进行药理分析，以指导临床治疗。如研究证实，黄连、黄柏、黄芩、金银花、连翘等中药均有抗菌、抗病毒的化学成分，因而，对局部有良好的抗感染作用。而蛇床子、射干、菖蒲、木通、知母、山柰等对皮肤真菌有杀灭或抑制作用，被广泛运用于头癣、甲癣等病症的外治中。②对外敷药祛腐生肌作用的研究发现，"生肌"作用对伤口修复过程的影响主要有三个方面：第一，促进细胞的增生分化与肉芽组织的增长速度，在一定程度上可加快伤口的愈合速度。第二，促进巨噬细胞的游出，据观察肉芽组织切片所见，外用中药组内含较多的巨噬细胞，明显区别于对照组（外敷双层灭菌凡士林纱条组）。伤口内的巨噬细胞，除具有吞噬细菌、异物和坏死组织碎片，提高局部的抗感染能力外，还能分泌促成纤维细胞增殖的物质，并有调节胶原代谢的作用，对伤口愈合有重要意义。外用生肌药物能减少瘢痕形成，其防止瘢痕形成的机制与促进巨噬细胞游出有一定关系。第三，改善创面血液循环，增加局部血氧供给，加速创面新陈代谢，促进创面愈合。③通过对烧伤外敷中药所含鞣质的毒性实验研究发现：缩合型鞣质毒性低，对肝脏没有或仅有轻度损害，水解型鞣质毒性高，对肝脏有严重损害。此研究为大面积烧伤的早期创面治疗，提供了合理选用收敛结痂中药的理论根据。

目前对中药外治机制的认识，已有一个良好的开端，为应用、研究中药外治法的开展提供了一定的客观依据，但无论是中医还是西医对此的认识，均不够全面和系统，尚有待于深入探讨和进一步提高。

第四节　提高外治法临床疗效的思路与方法

众所周知，科学技术作为生产力，是不断推动社会发展的原动力。不能满足时代发展需要的学科，将会逐渐被社会所淘汰。中医学作为一门应用科学，更应跟上时代的步伐。在现代科学技术发展日新月异的今天，许多边缘学科及交叉学科的出现，给古老的中医学注入了新的活力。中药外治法亦在现代科学技术的渗透及影响下，出现了一个崭新的局面，主要体现在以下几个方面。

一、外治方法与器具的创新

中药外治法同内治法一样，也是在整体观念的指导下，通过皮肤、孔窍、经络、腧穴途径来达到治疗作用的。因此，其方法也大多局限于广义的外敷、熏洗、加温等方面。人们在对中药外治新器具、新方法的研究中，主要是从促进药物吸收和多种方法协同使用的角度着眼。

一方面，研制出了不少以促进药物吸收为主，并具有使用方便等特点的新器具。如张安林等根据传统火罐、水罐的原理，运用一种负压吸引器作为中药外治的新工具，这种新器具上部是一个橡皮球，可产生负压，下部容器内放置药液，进行吸附透入，此法用于治疗 600 余例痹证，近期治愈率达 77.6%，远期疗效亦较巩固。

另一方面，运用现代生物物理学等方面的知识和技术，研制出许多新的具有治疗作用的仪器并与中药外治协同应用，这应该说是中药外治法在现代化发展中较突出的特色之一。生物物理这一学科的出现，引起了医学界广泛的重视，随之也产生了一大批单纯利用声、光、电、磁等物理效应而治疗疾病的新的仪器设备。而中药外治亦是通过施药于外，而力达于内的一种治疗方法，如果对这种传统的治疗方法稍加改进，从外部施予一定的能量而促进药物的吸收，则应该能收到更好的治疗效果。正是在这种思路的启发下，才产生了众多的将物理手段和药物协同应用的新疗法，其中以利用声、光、电、磁等原理配合中药来治疗疾病的方法最为常见。

二、外治剂型的不断涌现

中药剂型改革不单纯是内服汤、丸药等需要考虑，外治剂型亦存在着如何乐于为人们所接受和便于更好地发挥疗效等问题。有人提出，一种理想的剂型应符合下列要求：①适当剂量的药物能以规定速度进入体循环；②能把药物准确地送到靶器官或靶组织；③在规定的时间内到达作用点；④药物作用应当在必要时间内能持续。现代出现的中药硬膏剂，就是对中医传统薄贴剂的发展，它是由橡胶及配合剂（如松香、氧化锌、凡士林、羊毛脂等）组成基质，再加上中药提炼的挥发油或浸膏制或。如目前人们广泛应用的麝香虎骨膏，对肌肉劳损、扭挫伤、风湿性关节炎、类风湿关节炎、骨质增生及晕车、晕船等都有较好疗效。

由于对直肠吸收促进剂的深入研究，加速了直肠给药剂型的发展。如微型灌肠剂是由药物、分散介质和直肠吸收促进剂组成的溶液、混悬液或乳浊液，用时纳入肛门 2~4cm 处，每次用量仅 2.5ml 左右。其主要特点：有 50%~70% 药物不通过肝脏而是直接进入大循环，减少了肝脏首过作用对药物的破坏和药物对肝脏的毒副作用；吸收迅速，生物利用度高，仅次于静脉注射；用药方便、无痛苦；与注射剂相比，制备较简单，且用药的安全性大。这为中药外治速效剂型的发展奠定了一个新的基础。

膜剂是近年发展起来的一种新型外治剂型，它是将药物溶解或分散在成膜材料中而制成的薄膜状固体制剂，成膜材料系高分子材料，如羧甲基纤维索钠（CMC–Na）、聚乙烯醇（PVA）、乙烯 – 醋酸乙烯酯共聚物（EVA）等，使用时黏附于局部，缓慢释药，可治疗局部病变，如痤疮药膜、口腔溃疡双层单向缓释膜、烧伤药膜等。

注射剂是一种速效剂型。如目前较常用的柴胡注射液，即是用单味柴胡提取有效成分后制成的，其退热作用与某些西药相近，对某些疾病的疗效甚或高于西药退热针剂；虽然部分针剂目前还存在澄明度差、不宜久贮、疗效不稳定等缺点，但随着科学技术的发展和对中药有效成分研究的深入，相信中药针剂将会有较大的改进提高。

气雾剂是将包装于受压容器内，通过揿动阀门而释放被抛射剂雾化的药液的一种制剂，主要施用于皮肤和黏膜，常用的抛射剂有二氯二氟甲烷等。

由于化学与制剂学相互渗透，近年还出现了一种化学热熨剂，它是由化学发热剂与中药相合而成，使用极方便，是对传统热熨剂的一大更新。如艾灸贴、暖宝等，其对虚寒性鼻炎、胃痛、痛经等也有较好的疗效。

在中药外治法中，绝大多数是通过皮肤吸收而起作用的。影响药物透皮吸收的因素，除药物的理化性质和药理性质外，还与皮肤固有的可透性有密切关系，角质层是透皮吸收的主要屏障。在现代药学中，皮肤渗透促进剂便是一种能够起到加速药物透过皮肤屏障而吸收进入血液循环系统作用的新剂型，常用的有二甲基亚砜及其衍生物、丙二醇、尿素、吡咯酮衍生物、氮酮等。

综上所述，中药外治法有着广阔的前景。首先，目前国际上提倡的"自然疗法"和逐渐兴起的中医热，对中药外治法来说是一个极好的发展机会。

第五节　应用外治法的注意事项

任何一种骨伤外治方法除了有其适应证外，都应该掌握该方法的注意事项，否则，不是疗效减退就是出现并发症，因此，有关骨伤外治方法的注意事项也应引起足够的重视。

一、应用药物的注意事项

药膏

（1）临床应用时，将药膏摊在棉垫或 4~8 层的桑皮纸上，大小根据贴敷范围决定。然后还可在敷药上加盖一张极薄的绵纸（绵纸极薄，药力可渗透，既不影响药效的发挥，又可减少对皮肤的刺激，也便于换药。摊涂时四周要留边，以防药膏烊化玷污衣服），然后敷于患处。

（2）换药时间要根据伤情、肿胀的消退程度和天气的冷热变化来决定，一般 2~4 天换 1 次，后期患者也可酌情延长。凡用水、酒、鲜药汁调敷药时，需随调随用、勤换。生肌拔毒类药物也应根据创面情况而勤换药，以免脓水浸淫皮肤。

（3）随调随用。凡用饴糖调敷的药膏，室温高容易发酵，梅雨季节易发霉，故一般不主张一次调制太多，或将饴糖煮过后再调制。寒冬气温低时可酌加开水稀释，以便于调制拌匀。

（4）少数过敏而产生接触性皮炎，皮肤奇痒及有丘疹、水疱出现的患者，应注意及时停药，给予脱敏药膏和对症治疗。

二、封闭疗法的注意事项

（1）诊断必须明确，掌握适应证和禁忌证：有高血压、溃疡病、活动性肺结核的患者应禁用类固醇类药物，以防加重病情。

（2）封闭部位要准确：腱鞘炎封闭时，应将药物注入鞘管内；肌腱炎时封闭压痛区的肌腱及其在骨骼的附着处；筋膜炎只封闭有压痛的筋膜；滑囊炎应将药物注入囊内。

（3）严格无菌操作，防止感染发生：因封闭部位大多在肌肉、肌腱、韧带附着于骨骼处，位置较深，一旦感染，后果极为严重。

（4）规范合理用药：只要注射部位准确，少量药物就可生效。类固醇类药物若用量过多、疗程过长，可引起严重的并发症，如骨质疏松、缺血性骨坏死、肌腱变性或断裂等。

（5）密切观察反应：一般如果封闭的部位准确，压痛及疼痛可即刻消失。如果封闭在张力大的区域，或者封闭区出血，待麻药吸收后，封闭部位可再次出现疼痛，特别是当天夜间，待消肿后，疼痛才逐渐消失。

（6）骨关节结核、化脓性关节炎及骨髓炎、骨肿瘤禁止使用封闭疗法；全身状况不佳，特别是心血管系统有严重病变者应慎用封闭疗法，因封闭的刺激可导致发生意外。

三、针灸疗法的注意事项

（1）针刺操作过程中要注意无菌操作，对胸、胁、背、腰等脏腑所居之处的腧穴，不宜直刺、深刺，以防损伤脏器。

（2）有继发性出血倾向的患者和损伤后出血不止的患者等不宜针刺。

第二章

临床应用

第一节　颈椎病

颈椎病又称颈椎综合征，是由于颈部长期劳损、椎间盘组织或骨与关节发生退行性变，影响邻近的神经、脊髓、椎动脉而导致的以颈项及肩背疼痛、麻木、活动受限等症状为特点的综合征。属于中医学的"痹证""痿证""颈筋急"等范畴。

1. 临床诊断

（1）颈型：头项及肩部疼痛等异常感觉，伴有相应的压痛点；X线片显示颈椎曲度改变或椎间关节不稳定。

（2）神经根型：具有典型的根性症状（麻木、疼痛）且其范围与颈脊神经所支配的区域相一致，压颈试验或上肢牵拉试验阳性；X线片显示颈椎曲度改变、不稳定和骨赘形成；临床表现和X线片上的异常显示在节段上相一致。

（3）脊髓型：有脊髓受压表现（分为中央型及周围型：中央型症状先从上肢开始，周围型症状先从下肢开始）；X线片显示椎体后缘多有骨质增生，椎管矢状径出现狭窄等。

（4）椎动脉型：有猝倒伴颈性眩晕病史，旋颈试验阳性，X线片显示椎间关节失稳或钩椎关节骨质增生。

（5）交感神经型：有头晕、耳鸣、心动过速及心前区不适等交感神经症状；X线片有失稳或退变显示。

（6）混合型：以上述各型间症状、体征相互夹杂出现。

2. 中医分型

（1）太阳经输不利型：症见头颈痛、项强，并有肩背及四肢痛麻，尤以上肢为著。舌质淡苔薄白，脉浮缓或浮。

（2）痹证型：症见头颈、肩背及四肢疼痛，其痛有定处，喜热恶寒，颈部活动受限，上肢屈伸不利，指端麻木等。舌质发暗，舌体胖有齿痕，脉沉涩或弦滑。

（3）气滞血瘀型：症见头颈、肩背及四肢痛如针刺，夜间尤甚，肢体麻木无力等。舌紫暗或有瘀斑，脉弦细或涩。

（4）痰瘀交阻型：除上型所见外，尚有头重如裹、胸闷等痰湿表现，严重者可见猝倒等。

（5）肝肾亏损型：可见头晕胀发空，腰膝酸软等全身症状。舌体瘦，舌质红，少苔或无苔，脉细或细数。

一、药物外治法

（一）穴位注射法

处方 001

20μg/ml 医用臭氧水。

【操作】取 C_3 夹脊穴、C_5 夹脊穴，辅以大椎、阿是穴，医者持 10ml 注射器于上述部位进行注射，每个穴位 2ml。

【适应证】椎动脉型颈椎病。

【注意事项】注意进针深度，观察患者有无晕针反应。

【出处】《光明中医》2016，（21）：3162–3163.

处方 002

丹皮酚酸钠注射液。

【操作】主穴选取两侧疼痛部位的列缺、曲池、手三里、天宗、肩颈与夹脊穴，配穴选取患侧承山与阳陵泉，刺入上述穴位后，进行斜向针刺，并注射适量丹皮酚酸钠，每日 1 次，15 日后评定治疗效果。

【适应证】神经根型颈椎病。

【注意事项】注意进针深度，注射速度要慢；观察患者有无晕针、药物过敏反应。

【出处】《齐齐哈尔医学院学报》2016，（22）：2814.

（二）中药离子导入法

处方 003

金辛镇痛液。

【操作】患者取俯卧位，选用 M313928 型中药离子导入仪，将与正级面积相同的滤纸或纱布用金辛镇痛药液 30ml 浸湿后，在其上面再放衬垫和铅片，放置于颈部后侧皮肤上；负极下的滤纸或纱布用普通温水浸湿置于肩部。两极间隔 5~8cm，用沙袋压平，频率 2500~3000Hz，非对称波，强度25~50mA，30 分钟。每日 1 次。

【适应证】椎动脉型颈椎病。

【注意事项】温度适宜，以患者感觉舒适为度，勿烫伤。

【出处】《中国康复》2010，（2）：126-127.

处方 004

桂枝、羌活、独活、秦艽、桑枝、桑叶、海风藤、青风藤、藿香、佩兰、香附、川芎、乳香、没药、桃仁、红花、制川乌、制草乌、伸筋草、透骨草、赤芍、干姜、木瓜，将上药煎制成汤剂。

【操作】患者取俯卧位，将 12 层的棉垫在汤剂中浸透，拧干，再加热后覆于颈椎夹脊、大椎、风池、天柱或后溪穴等处，选用中药离子导入仪，启动热开关（维持药垫温度），将电极板置于药垫上面，根据患者感觉调节电流量，每天 20 分钟。

【适应证】气滞血瘀、风湿痹阻型颈椎病。

【注意事项】温度适宜，以患者感觉舒适为度，勿烫伤。

【出处】《中华现代护理杂志》2008，（10）：1172-1173.

处方 005

黄芪、丹参、葛根、白芷、细辛。

【操作】上药煎制成药液。患者取俯卧位，采用直流感应电疗机，治疗时将 8cm×12cm 的 6 层纱布浸透药液，将 7cm×11cm 的铅板正极放在患者的增生部位，副极放在患侧对应部位，感应电流强度设置为 8~12mA，每天30 分钟。

【适应证】气滞血瘀型颈椎病。

【注意事项】温度适宜，以患者感觉舒适为度，勿烫伤。

【出处】《武警医学》2004，（9）：692–692.

（三）熏蒸法

⚕ 处方 006

桂枝 9g，黄芪 30g，葛根 15g，白芍 25g，白术 12g，茯苓 15g，猪苓 12g，泽泻 10g，杏仁 6g，香薷 9g，葶苈子 10g，车前子 15g，薏苡仁 30g，延胡索 10g，川芎 9g，大黄 3g，羌活 9g，姜黄 10g，威灵仙 9g。

【用法】将上药装入纱布袋中，放入熏蒸治疗机药槽，接通水管，打开电源，将熏蒸治疗机自动蓄水到标准刻度，温度设置在 45~50℃。患者仰卧于熏蒸治疗机床面上，打开肩部模块，熏蒸患部 30 分钟，每日 1 次，10 天为 1 个疗程。

【适应证】神经根型颈椎病。

【注意事项】治疗时注意控制熏蒸温度，防止灼伤皮肤；预防过敏反应。治疗后注意保暖，谨防受风着凉。

【出处】《河北中医》2014，（8）：1151–1153.

（四）贴敷法

⚕ 处方 007

复方南星止痛膏。

【用法】将膏药贴在患处，每次 1~3 贴，持续贴 24 小时，隔 1 天再贴。6 天为 1 个疗程。

【适应证】颈型、神经根型颈椎病。

【注意事项】注意预防过敏反应。

【出处】《临床医药文献电子杂志》2016，（20）：4091–4094.

⚕ 处方 008

项痹膏（桑寄生 75g，羌活 50g，苍术 75g，紫荆皮 50g，赤芍 50g，全蝎 50g，蜈蚣 8 条，白芷 25g，肉桂 25g，石菖蒲 20g。共研粉末，用生姜汁

调成稠膏状)。

【用法】穴位选取：大椎、大杼、肩井、肩中俞。头晕、头痛者加天柱、内关；肩痛者加肩髃、臂臑、天宗；臂痛、手麻者加曲池、手三里、内关、外关。贴敷方法：用新鲜生姜片在穴位周围皮肤上来回涂擦数次后，将调成的药膏贴敷于穴位上，每次 4~6 小时，每日 1 次。

【适应证】颈型、神经根型颈椎病。

【注意事项】注意预防过敏反应。

【出处】《中医正骨》2013，（10）：14–16.

（五）热敷法

🥣 处方 009

海桐皮 20g，透骨草 20g，乳香、没药各 20g，当归 20g，川椒 20g，红花、川芎 15g，防风、白芷、威灵仙、甘草各 15g。

【用法】上述药物装入网织袋中放入控温仪器（98~100℃）中 20 分钟，取出后用透气毛巾包裹，热敷的温度以患者能耐受为宜。热敷时间一般在 30 分钟左右。每日 2 次，每 2 周为 1 个疗程。

【适应证】神经根型颈椎病证属气滞血瘀者。

【注意事项】防止烫伤。

【出处】《山西医药杂志》2016，（18）：2192–2193.

（六）浴疗法

🥣 处方 010

伸筋草、五加皮、乳香、没药各 12g，秦艽、当归、桑叶、桂枝、骨碎补、川乌、草乌各 9g。

【用法】上药加水煎煮 20 分钟，过滤取药液温浴患部 20 分钟，7 次为 1 个疗程。

【适应证】各型颈椎病。

【注意事项】皮肤过敏者禁用。

【出处】靳士英.《新编中医学》人民军医出版社.

二、非药物外治法

（一）艾灸法

🦪 处方 011

大椎、双侧肺俞。

【操作】在大椎、双侧肺俞上采用隔姜灸（艾炷高度为 1.5cm，生姜厚度为 3mm，并在使用前用棉签在生姜上扎 3 个洞），每次治疗以燃烧 3 个艾炷为度，7 次为 1 个疗程，治疗 2 个疗程。

【适应证】各型颈椎病。

【出处】《福建中医药》2014，（5）：28-29.

🦪 处方 012

颈夹脊穴、压痛点。

【操作】用温灸盒、艾绒，每次施灸 10~20 分钟，每日 1 次，10 次为 1 个疗程。

【适应证】各型颈椎病。

【注意事项】防止烫伤。

【出处】麻仲学 .《中国医学疗法大全》山东科学技术出版社 .

（二）针刺法

🦪 处方 013

主穴：大椎、风池、后溪、天柱以及颈夹脊穴。风寒痹阻者，加风府、风门；劳损血瘀者，加太冲、合谷以及膈俞；肝肾亏虚者，加肾俞、肝俞以及足三里。

【操作】进针采取平补平泻方法，若患者实证显著，则采取泻法；患者虚证显著，则采取补法。将留针时间控制在 30 分钟，10 天为 1 个疗程，持续治疗 3 个疗程。

【适应证】神经根型颈椎病。

【注意事项】注意进针深度，观察患者有无晕针、紧张等不适。

【出处】《光明中医》2016,（23）: 3481–3483.

处方 014

风府、风池、天柱、完骨。

【操作】嘱患者取坐位,穴位局部常规消毒。选取 0.30mm×40mm 的一次性毫针,风府向下颌方向刺入 12~25mm,风池向鼻尖方向斜刺 20~30mm,天柱直刺 12~20mm,完骨向耳内方向斜刺 12~20mm,各穴均进针得气后采用提插捻转平补平泻手法,留针 30 分钟,中间行针 1 次。每日治疗 1 次,6 次为 1 个疗程,疗程间休息 1 天,治疗 2 个疗程。

【适应证】椎动脉型颈椎病。

【注意事项】注意进针深度,观察患者有无晕针、紧张等不适。

【出处】《中国针灸》2018,（9）: 925–929.

处方 015

主穴:风府、大椎、天柱（双侧）、风池（双侧）、完骨（双侧）、颈 4 夹脊（双侧）、颈 5 夹脊（双侧）。兼见眩晕明显并伴有头痛者加百会、四神聪;兼见耳鸣者加听会、听宫。

【操作】患者取坐位,所有穴位均用 75% 的酒精常规消毒,选用 0.30mm×40mm 毫针针刺。风府穴向下颌方向针刺,直刺入 15~25mm;风池穴向鼻尖方向针刺,斜刺入 20~30mm（两穴避免向上深刺,以免伤及延髓）;夹脊穴向脊柱方向针刺,斜刺入 15~30mm;完骨、天柱、大椎均直刺入 15~25mm。以上各穴施平补平泻手法,以患者能耐受得气为度。留针 30 分钟,每天 1 次,1 周为 1 个疗程,连续治疗 2 个疗程。

【适应证】椎动脉型颈椎病。

【注意事项】注意进针深度,观察患者有无晕针、紧张等不适。

【出处】《辽宁中医杂志》2014,（10）: 2206–2207.

处方 016

主穴:大椎、风池、颈夹脊（双侧）;配穴:肩部疼痛加肩井穴,睡眠差、多梦加安眠穴等。

【操作】患者取正坐位。主穴:大椎穴从棘突间隙直刺 1 寸左右,尽量少提插捻转，以患者局部有酸胀感为度，若有强阻力感，或有脊背放射点感应，应停止进针，并退针少许；风池穴进针 1 寸，双侧风池穴针尖方向指向鼻尖，有针感便停；颈夹脊，选 C_5~C_7 夹脊，垂直进针 1 寸左右，少捻转，有针感便停止进针。配穴：安眠穴直刺 0.5~1 寸，有针感即停止进针，此穴位深部有颈部动静脉穿过，少提插、少捻转以防止意外发生；肩井穴斜刺进针，针尖指向颈部，进针 0.5~1 寸，少捻转、不提插。以上穴位施以平补平泻法，留针 20 分钟，每天 1 次。

【适应证】颈型颈椎病。

【注意事项】注意进针深度，观察患者有无晕针、紧张等不适。

【出处】《湖南中医杂志》2014，（11）：83-85.

（三）针刀疗法

处方 017

夹脊穴、颈椎棘突。

【操作】患者坐于治疗椅上，双上肢重叠放于椅前靠背枕上，前额置于前臂上，使颈部屈曲，充分暴露颈椎。术者站在患者身后，根据患者症状、体征以及影像学检查，选择患者病变部位。取病变部位椎体及其上下椎体的棘突处和病变部位的夹脊穴，用标记笔做标记，用 2% 碘酒消毒后用 75% 酒精脱碘 2 次，消毒后戴手套，盖上小洞巾，并局部麻醉，局麻液为 1% 利多卡因注射液，在每个标记点各注射 2~3 ml 并浸润至皮下。选用 5 号针刀，按照四步进针规程操作：①在夹脊穴上快速纵行进针，逐层松解分离，纵行切割 3~4 刀，摆动 1~2 下，调转刀口线 90° 横行切割 2~3 刀，摆动 1~2 下，当进针 1.5~3cm 时，即可触及关节突，可在骨面上、下、前、后铲切，有突破感即停，深度不超过 0.5cm，上下铲切时必须小心，边治疗边问患者情况边观察，当感到针刀在骨面上铲剥无阻力时，表明周围粘连的软组织已被铲切干净。②在棘突上松解，术者刺手持针刀，刀口线与人体纵轴一致，刀体向头侧倾斜 40°，与棘突呈 60°，针刀直达棘突顶点骨面，纵疏横剥 2~3 刀，范围不超过 0.5cm，然后退针刀于棘突顶点的上缘将针刀体逐渐向脚侧倾斜，与颈椎棘突走行方向一致，调转刀口线 90°，沿棘突上缘向内切 2 刀，范围不超过 0.5cm，出刀后按压局部 5 分钟，用创可贴覆盖。每周

1 次，3 次为 1 个疗程，共治疗 2 个疗程。

【适应证】椎动脉型颈椎病。

【注意事项】熟悉局部解剖结构，注意针刀进入深度；观察患者有无头晕、心慌、紧张等不适。

【出处】《陕西中医学院学报》2015，（1）：52-53.

处方 018

脊柱正中线附近的压痛点、阳性病变点及头半棘肌、肩胛提肌、经半棘肌、胸锁乳突肌等附近。

【操作】患者取俯卧低头体位，在脊柱正中线附近的压痛点、阳性病变点及头半棘肌、肩胛提肌、经半棘肌、胸锁乳突肌等附近选取治疗部位进行标记。对皮肤进行常规消毒、铺巾，局部行麻醉，固定阳性反应点，用针刀以和皮肤垂直的角度迅速进针至病变区域，于阳性病变处切割，针下阻力消失后出针，压迫针孔片刻，进行无菌包扎。1 周 1 次，7 次为 1 个疗程。

【适应证】颈型颈椎病。

【注意事项】熟悉局部解剖结构，注意针刀进入深度；观察患者有无头晕、心慌、紧张等不适。

【出处】《内蒙古中医药》2018，（8）：93-94.

处方 019

主穴：完骨、天柱。配穴：颈椎棘空间穴、颈椎段夹脊穴。

【操作】患者取俯卧位，前额贴于治疗床上，充分暴露整个颈椎。医者用无菌笔在手术位置上标记，实施消毒，进行局麻，在每个标记点上注射 1ml 的局部浸润。用 4 号针刀，参照 4 步进针原则进行治疗，即针刀在穴位上快速进针，进行松解与分离，纵行线 3~4 刀，针柄快速摆动 1~2 下，对刀口线调转 90°，横行线 2~3 刀，针柄快速摆动 1~2 下。进针 1.5~3.0cm 时，铲切骨面和韧带上、下、前、后，出现突破感后即停针，进行深度不超过 0.5cm。上下切割时要小心，待针跟在骨面上没有阻力感时，即表明粘连的软组织已被剥离。将针刀拔出后，快速按压术口 5~10 分钟，用创可贴覆盖。每周 1 次，治疗 2 次。

【适应证】椎动脉型颈椎病。

【注意事项】熟悉局部解剖结构，注意针刀进入深度；观察患者有无头晕、心慌、紧张等不适。

【出处】《黑龙江中医药》2019，（2）：78-79.

（四）推拿法

处方 020

风池、肩井、肩外俞、肩髃、曲池、手三里、合谷等。

【操作】患者取坐位，医者先采用按揉法对风池、肩井、肩外俞、肩髃、曲池、手三里、合谷等穴位治疗5分钟；然后，医者站于患者背后，用㨰法放松颈肩部，频率为120次/分，操作时间10分钟；再用拿法拿颈项及两侧肩井，并搓患侧肩部至前臂，反复几次。10次为1个疗程。

【适应证】神经根型颈椎病。

【注意事项】手法轻柔，力度均匀，避免暴力。

【出处】《北京中医药》2015，（1）：10-13.

处方 021

颈臂穴（缺盆穴内1寸处，双侧），颈华佗夹脊线（风池穴至颈根穴线），一指禅推风池穴（双侧）。

【操作】颈臂穴用一指禅推法、按揉法操作，每穴1~2分钟。颈华佗夹脊线用一指禅推法、按揉法操作，上下往返3遍。一指禅推风池穴（双侧）用拇指的尺侧偏锋沿寰枕关节向风府方向推动，左手推右侧，右手推左侧，每穴3~5分钟。根据症状累及部位，辅以颈椎病五线五区十三穴的部分颈项部理筋手法。每次操作20分钟，每日1次，5次为1个疗程，治疗2个疗程。

一指禅推法操作标准：拇指螺纹面着力，指尖关节背伸，周期0.36秒±0.05秒，摆动频率每分钟120次±10次，垂直强度3.5kg±0.5kg。按揉法操作标准：指腹着力，带动皮下组织做环形运动，周期0.30秒±0.05秒，频率每分钟100次±10次，垂直强度1.5kg±0.5kg。

【适应证】椎动脉型颈椎病。

【注意事项】手法轻柔，力度均匀，避免暴力。

【出处】《浙江中医药大学学报》2016，（9）：705-709.

🥣 处方 022

详见【操作】。

【操作】以轻柔的推、揉、拿、按法，放松颈部周围肌肉，主要调节斜方肌、胸锁乳突肌、斜角肌（前、中、后）、胸大肌及颈后侧肌群等姿势控制肌，松解紧张痉挛的部分肌群，仔细调整其张力，使颈椎周围的力学逐步恢复平衡。松解时注意各肌群中存在的"痛性结节"，并按着肌肉的起止走行顺序逐步进行，不可遗漏。患者体位可取仰卧位（治疗胸锁乳突肌、胸大肌、斜角肌、斜方肌、锁骨下肌时选用）、俯卧位（治疗斜方肌、颈后侧肌群、颈枕部及冈上斜方肌、冈下肌时选用）或坐位。如有明显颈椎棘突偏歪者，待力学调整结束后，行坐位颈椎定点斜扳法。每次治疗20分钟，10次为1个疗程，连续治疗3个疗程。

【适应证】颈型颈椎病。

【注意事项】手法轻柔，力度均匀，避免暴力。

【出处】《黑龙江中医药》2012，（3）：20-22.

🥣 处方 023

详见【操作】。

【操作】第一步：患者正坐，医者站在其背后施按揉法于风府、肩中俞、肩外俞、天宗穴，使颈肩部痉挛的肌肉得以放松。再用㨰法于颈肩部，以斜方肌为重点，施法3~5分钟后，医者一手扶患者头顶，一手施揉法于其颈胸椎部，同时配合颈椎屈伸被动运动3~5次。接着施拿法于颈及患侧肩部，配合颈椎侧屈被动运动3~5次。随后医者一手托住健侧下颌，一手按住颈肩部，配合颈椎旋转被动运动。第二步：患者取坐位，医者立于患者后方，施拿法于风池、风府、肩井部以舒筋通络，并用拇指和中指指腹同时按揉风池穴及两侧颈夹脊穴部位。第三步：患者取坐位，医者立于患者侧方，一手虎口托住患者枕部，一手以肘部托住其下颌，手掌环抱其头部向上牵引，继以双手拇指顶按于其风池穴上方，其余四肢及手掌托住下颌部，双前臂放于患者双肩部用力，嘱患者肩部下沉，医者双手向上用力，前臂与手相反用力，牵引颈椎，边牵引边前后左右活动颈椎，利用患者的体质量对抗，使椎间隙增宽，椎间孔扩大。第四步：患者取坐位，医者一手扶住其头顶，一手托住患者下颌做抱球势，徐徐摇动颈椎，待患者肌肉放松后，突然做颈椎伸位斜扳法，往往可听到弹响声。第五步：神经根型加拿揉患侧肱二头肌和肱三头肌；交感神经型加点按双侧内关穴；椎动脉型加点按揉双侧太阳、丰隆穴；脊髓型可以多加点按风池、百会、四神聪、内关等穴，并适当减轻手法力度，本型如效果不佳或有进行性加重趋势，应考虑停止推拿或选择手术。每次操作持续 30 分钟，10 天为 1 个疗程。

【适应证】各型颈椎病。

【注意事项】手法轻柔，力度均匀，避免暴力。

【出处】《光明中医》2017，（14）：1989–1991.

（五）耳针疗法

处方 024

颈后三角（耳背颈椎 3、4，颈椎 6、7 及耳大神经呈三角形）、肩三点 1（颈 6、7 之间平行的耳轮背处）、颈、颈椎、枕、肩、神门、内分泌、皮质下、肾。

【操作】先取一侧耳穴，以 75% 酒精棉球擦拭耳穴局部后，用医用橡皮膏将王不留行籽固定粘贴，用适度力量捏压，以患者感觉酸胀疼痛为度。嘱患者每日自行捏压以上耳穴 3 次以上。隔 3 日换帖，取另一侧耳穴，用相同方法以王不留行籽按压刺激。4 次为 1 个疗程。

【适应证】各型颈椎病。

【出处】《中国中医急症》2014，（7）：1360–1361.

处方 025

耳穴主穴取颈椎、肩、心、肾等穴；配穴取神门、皮质下穴。

【操作】用 75% 酒精常规消毒耳郭后，将准备好的胶布中心放置 1 枚生王不留行籽，再将胶布对准穴位贴压。每次每个穴位按压 1~2 分钟，每日按压 3~4 次，左右耳交替治疗，每 3 天更换 1 次，7 次为 1 个疗程，共 2 个疗程。以患者感到酸麻胀痛以及两耳产生发热感为宜。

【适应证】神经根型颈椎病。

【出处】《中医正骨》2017，（1）：71-73.

综合评按：颈椎病是中老年人的一种多发病。有关资料表明，非手术治疗中的中药外治疗法从辨证论治出发，使药物直接作用于患处，缓解或消除临床症状效果明显，在临床医疗中被广泛运用。据有关文献统计，中药外治疗法治疗颈椎病总有效率在 80%~84%，已成为治疗颈椎病的常规疗法之一。

以上所选诸法，各具特点：穴位注射法有药物与针刺的双重作用，药物直接作用于经络，经针刺作用而显著见效。中药离子导入法则通过现代医学技术使中药有效成分深入作用于病所而发挥较好的疗效。熏洗、贴敷、热敷等诸法方便易行，适于长期使用。隔姜灸等则通过艾灸的温热作用于经穴，通塞开闭而祛除病患。

临床实践中，在中药外治的同时配合推拿、针刺等疗法，对治疗有更积极的意义。对于非手术治疗无效者或症状呈渐进加重、反复发作而影响工作生活者，应考虑手术治疗，以免延误病情。

第二节　骨折

骨折是指由于外力作用破坏了骨的完整性和连续性，以局部肿痛、畸形、异常活动及功能障碍为临床特点。

1. 临床诊断

（1）外伤史。

（2）局部肿痛、瘀斑。严重者可见张力性水泡，甚至畸形。

（3）局部压痛、叩击痛阳性，异常活动、骨擦音及功能障碍。

（4）X 线片可明确显示骨的完整性及连续性改变。

2. 中医分期

（1）骨折初期：损伤 1~2 周，由于筋、骨和脉络的损伤，血离经脉，凝聚成瘀，瘀积不散，经络受阻，气血之道不得宣通，肿痛即作。

（2）骨折中期：指损伤后 3 周到骨折接近临床愈合的时期，此时肿胀逐渐消退，疼痛明显减轻，但瘀肿虽消而未尽，骨折处尚未连接。

（3）骨折后期：指骨折接近临床愈合至骨折已坚固愈合，功能已基本恢复的时期。此时骨折已有骨痂生长，但不够坚固，肢体功能未恢复，伤肢部分软组织粘连。若兼受风寒湿外邪，遇天气变化时则有微肿、麻痛、冷热等不适证候。

药物外治法

（一）湿敷法

处方 026

石菖蒲 30g，海桐皮 30g，合欢皮 30g，五加皮 15~30g，归尾 10g，乳香 10g，没药 10g，细辛 10g，食醋 20~30ml。

【用法】上述药材混合后，煎制成水剂后把药液倒入盆中，用浸湿药液的毛巾敷于患膝直到药液变冷。每日 2 次，1 周为 1 个疗程，一般 2~3 个疗程。

【适应证】胫骨骨折术后肿胀、疼痛者。

【注意事项】皮肤过敏者、有局部皮肤开放性损伤者禁用。

【出处】《上海医药》2014，（23）：22-24.

处方 027

复方黄连液（黄连、黄柏、大黄、栀子、冰片、当归）。

【用法】先将除冰片之外的药物置清水中浸泡 12 小时，煎煮，澄清，取上清液；再将冰片用适量乙醇溶解后，混入药液，过滤，入瓶，加铝盖，蒸汽高压灭菌后，制成每 100ml 含原药 20g 的溶液备用。均匀淋湿纱布，保持纱布辅料湿透但不滴水，外敷肿胀处。每天 3 次，连续治疗 9 天为 1 个疗程。抬高患处，局部制动。常规饮食，对患者进行心理护理、疼痛护理、患肢体位护理及功能锻炼指导。

【适应证】四肢骨折后早期肿胀者。

【注意事项】皮肤过敏者、有局部皮肤开放性损伤者禁用。

【出处】《湖南中医杂志》2017，（10）：87-89.

（二）熏洗法

🥣 处方 028

伸筋草 20g，当归 20g，红花 20g，三七 10g，防风 10g，羌活 10g，独活 10g，川乌 10g，草乌 10g，制乳香 10g，制没药 10g，骨碎补 10g，续断 10g，牛膝 10g。

【用法】上述药物加入约 4000ml 的水中浸泡约 30 分钟后，用武火煮沸，再用文火将药液煎煮至约 2000ml。把药液倒入合适的容器中后，将患处置于容器上进行熏蒸，待药液温度下降至约 40℃时，用药液泡洗患处，并进行局部按摩，直至药液变凉。每日 1 剂，早晚各熏洗 1 次，每次约 30 分钟，5 天为 1 个疗程，共治疗 2 个疗程。

【适应证】四肢骨折早期疼痛、肿胀者。

【注意事项】皮肤过敏者、有局部皮肤开放性损伤者禁用。

【出处】《中医正骨》2014，（7）：62-64.

🥣 处方 029

续断 30g，骨碎补 30g，伸筋草 15g，透骨草 15g，秦艽 15g，五加皮 15g，海桐皮 15g，木瓜 10g，牛膝 10g，红花 10g，三棱 10g，莪术 10g，当归 10g，苏木 10g。

【用法】上药加水 3L，煮开后倒入桶中，先将患足置于桶上用药液的热气熏，待药液温度下降后将患足泡于药液中约 30 分钟。2 日 1 剂，每日早晚各 1 次。

【适应证】气滞血瘀型足部骨折者。

【注意事项】有局部皮肤开放性损伤者禁用。外敷和熏洗后出现皮肤发红、瘙痒者，立即停止用药。

【出处】《中医正骨》2019，（31）11，26-30.

（三）贴敷法

🥣 处方 030

生栀子、泽兰叶、续断各 100g，赤芍 120g，白芷 80g，生南星、生川乌、乳香、没药、苏木、紫金皮各 60g，景田三七 140g。

【用法】上药放入烘箱内烤干后，采用中药粉碎机反复碾碎，后将中草药粉末放入器皿中，用医用凡士林膏混合调匀（药末与凡士林膏之比为 1∶4），随后用软膏刀将膏药涂抹在无菌纱布上并敷于患处，再用胶布或绷带固定即可。对骨折进行 X 线检查，对于需要闭合复位患者采用手术复位干预，同时再次进行 X 线检查确定复位效果，确保骨折处的对位对线效果良好，在此基础上给予中药膏药外敷治疗，随后在骨折处给予石膏或夹板外固定制动处理。患者每 2 天换 1 次膏药，同时在行外固定后第 2 天给予邻近关节屈伸功能训练，促进患者康复。

【适应证】四肢骨折早期。

【注意事项】皮肤过敏者、有局部皮肤开放性损伤者禁用。

【出处】《陕西中医》2017，（1）：80–81.

处方 031

青黛 3 份，梅片 2 份，滑石粉 1 份。

【用法】上述药物先后研末混匀，清理干净创面后，将药粉撒在上面，外覆纱布，每日换药 1 次。

【适应证】骨折后压疮。

【注意事项】皮肤过敏者禁用。

【出处】《中国骨伤》1990，（3）：34.

处方 032

如意金黄散。

【用法】用如意金黄散和蜂蜜调制成糊状，每天外敷 1~2 次。外敷前需先用棉球对骨折肿胀部位进行清洁，根据肿胀面积选择合适面积的纱布块，将药物均匀涂抹在纱布上，厚度 0.5mm 左右，并将纱布外敷在肿胀处后用胶布固定。疗程为 1 周。

【适应证】桡骨远端早期骨折。

【注意事项】皮肤过敏者、有局部皮肤开放性损伤者禁用。

【出处】《临床合理用药杂志》2016，10（3A）：66–67.

处方 033

五灵脂 30g，茴香 3g。

【用法】上述药物研末，用时将药末厚敷患处，用纱布覆盖固定。

【适应证】骨折早期。

【注意事项】皮肤过敏者、有局部皮肤开放性损伤者禁用。

【出处】《卫生易简方》。

（四）淋洗法

处方 034

接骨草 500g。

【用法】上药与白酒少许共炒至略带黄色，加水文火煎 6~8 小时，再与 45% 酒糟配制成药酒 500ml。每次用 50ml，淋洗伤处，每日 2~3 次。

【适应证】骨折早期。

【注意事项】皮肤过敏者、有局部皮肤开放性损伤者禁用。

【出处】《新医学》1978，（3）：1.

处方 035

干地龙粉 50g，白糖 10g，冰片 1g，醋 100ml。

【用法】将醋、糖热溶后与其他药物及少许凡士林拌成糊状，外敷患处，10 天换药 1 次，50 天为 1 个疗程。

【适应证】骨折早期。

【注意事项】皮肤过敏者、有局部皮肤开放性损伤者禁用。

【出处】《中国中西医结合杂志》1985，（7）：402.

（五）涂擦法

处方 036

樟脑、生地、红花、三七、麝香、血竭、冰片、薄荷冰等份。

【用法】上述药物浸制成酒，以药酒适量，涂擦、按摩患处。

【适应证】骨折早期。

【注意事项】皮肤过敏者、有局部皮肤开放性损伤者禁用。

【**出处**】郑怀贤.《伤科诊疗》人民体育出版社.

综合评按： 骨折的愈合过程是"瘀去，新生，骨合"，中医外治法治疗骨折的原则就是活血祛瘀、消肿止痛，以及温通经络、壮筋强骨等。相关文献资料统计表明，骨折在整复固定的同时，配合中药外治，其疗效远较单纯的整复及固定为佳，且能有效地预防、避免骨折后遗症。

以上所选诸法，依据骨折的三期辨证，选择适当的药物，通过贴敷、熏洗、热敷等方式使药性有效地发挥。

第三节　腰椎间盘突出症

腰椎间盘突出症指腰椎间盘退行性变，或外伤后腰椎间盘纤维环破裂引起椎间盘向椎管内突出，压迫神经根而导致，以腰痛及一系列神经根症状为特点的病症。属中医学的"腰腿痛""腰脚瘸""腰痛连膝"等范畴。

1. 临床诊断

（1）常有外伤或慢性腰痛病史，多发于青壮年。

（2）腰痛，可有下肢放射性疼痛。

（3）可有脊柱侧弯，脊柱运动受限，腰部压痛、叩击痛并放射到患肢。直腿抬高试验阳性、屈颈试验阳性、下肢腱反射异常、皮肤感觉异常、肌力减弱等表现。

（4）X 线片一般无特殊显示，或可见脊柱侧弯，或见腰椎生理前凸消失，或见相邻椎体边缘有骨赘增生等。

2. 中医分型

（1）气滞血瘀型：急性发作，腰部疼痛加剧，固定不移，可向下肢放射，麻痛相兼，行走及咳嗽等会导致加剧，舌质多紫暗，脉涩或弦。

（2）风寒痹阻型：腰痛，得温则缓，下肢重着，肌肤麻木，舌淡苔薄白，脉沉紧。

（3）肾虚型：腰腿痛麻，肢冷便溏，面色㿠白，舌薄白，脉细弱。

药物疗法

（一）红外线药熨法

处方 037

红花 30g，莪术 30g，当归 30g，川芎 30g，川乌 30g，草乌 30g，马钱子 30g，桑寄生 30g，干姜 30g，甘草 30g。

【操作】用 50% 酒精 800ml 均匀浸润上药，密封 24 小时后，再以渗漉法取药液 500ml 备用。施治时先以药液涂在患处，取功率 1000 瓦的白炽灯置离患处 50cm 处垂直辐射 20~25 分钟，每日 1 次，12~18 次为 1 个疗程。每个疗程间间隔 1~2 周。

【适应证】气滞血瘀型腰椎间盘突出症。

【出处】《中国中西医结合杂志》1981，（1）：22.

（二）穴位注射法

处方 038

红花注射液。

【操作】选择环跳穴，使用 10ml 的一次性注射器，抽取红花注射液 10ml；对环跳穴进行直刺之后，进行小幅度提插，待下肢稍有放电感之后，将药液推入。每次选择单侧穴位进行治疗，2 天 1 次，持续治疗 15 次为 1 个疗程。

【适应证】气滞血瘀型腰椎间盘突出症。

【出处】《中医药临床杂志》2016，（12）：1734–1736.

处方 039

鼠神经生长因子。

【操作】鼠神经生长因子（mNGF）30μg，生物学活性 15000AU，用 5ml 注射用水溶解。患者俯卧，选取肾俞、环跳、委中、秩边、阳陵泉，于穴位处皮肤常规消毒后进针，待出现酸胀等针感后回抽，如无回血，再将 mNGF 注入，每穴注射 1ml。每天 1 次，2 周为 1 个疗程。

【适应证】肾虚型腰椎间盘突出症。

【注意事项】熟悉局部解剖结构,注意进针深度;观察患者有无头晕、心慌、紧张等不适。

【出处】《医药论坛杂志》2015,(11):132–133.

处方 040

风湿宁 2ml,维生素 B_{12} 2ml。

【操作】在对患处和仪器进行常规消毒后,用 7 型号针头 5ml 注射器垂直刺入相关穴位或压痛点,待患者出现麻酸及胀痛的针感,并且在抽吸注射器无回血的情况下,以缓慢的速度于患处将药物注入。在连续治疗 3 天后,再根据病情需要,注射 3~6 天。

【适应证】风湿痹阻型腰椎间盘突出症。

【注意事项】熟悉局部解剖结构,注意进针深度,观察患者有无头晕、心慌、紧张等不适。

【出处】《当代临床医刊》2016,(2):2009.

(三)熏蒸法

处方 041

制川乌、制草乌、独活、防风各 15g,川芎、杜仲、红花各 20g,鸡血藤、透骨草各 30g。瘀血阻络明显者,加乳香、没药、当归、香附各 20g,木香 15g;肾虚寒凝明显者,加桑寄生、狗脊、菟丝子各 20g,仙茅、淫羊藿、桂枝、制附子各 15g。

【用法】将上药粉碎并装入药袋,浸泡于水中,并加黄酒 50ml 作为透皮促进剂。患者仰卧于熏蒸床上,尽量暴露腰部皮肤,调整熏蒸窗正对患处,温度 45℃,上覆衣被使之封闭。每次 30 分钟,每日 1 次,10 天为 1 个疗程,一般治疗 3 个疗程。

【适应证】气滞血瘀型及风寒痹阻型腰椎间盘突出症。

【注意事项】皮肤过敏者禁用。

【出处】麻仲学.《中国医学疗法大全》山东科学技术出版社.

（四）贴敷法

处方 042

生天南星、生半夏、闹羊花、三七、猪牙皂、蓖麻子、细辛、独活、防风、羌活、藁本、没药、乳香、桃仁、当归尾、赤芍、川芎、红花、白头翁、高良姜、牡丹、荜茇、石菖蒲、升麻、麻黄、黄芪。

【用法】上药炼制成膏备用。每次 1 贴，每 8 小时 1 次，每天 2 次，持续 15 天。

【适应证】气滞血瘀型腰椎间盘突出症。

【注意事项】皮肤过敏者禁用。

【出处】《新中医》2015，（3）：159-160.

（五）药衣法

处方 043

藁本、续断、苏木各 30g，防风、白芷、附子、川乌、草乌各 20g，金毛狗脊、独活各 45g。

【用法】上述药物研细末，用稀棉布制成棉布兜，将药粉铺在其中。日夜穿戴在腰部。

【适应证】风寒痹阻型腰椎间盘突出症。

【注意事项】皮肤过敏者禁用。

【出处】《中国民间疗法》2015，（6）：159-160.

（六）中药离子导入法

处方 044

牛膝 45g，川楝子 18g，土鳖虫 20g，独活 30g，秦艽 18g，地骨皮 18g，威灵仙 24g，透骨草 30g，细辛 18g，伸筋草 40g，乳香 15g，赤芍 10g，络石藤 30g，羌活 40g 等。

【用法】上药制成药垫，利用药透治疗仪将中药定向导入患者腰骶部、秩边穴、环跳穴、跗阳穴、阳陵泉。每次 20~30 分钟，每天 1 次，10 天为 1 个疗程。

【适应证】肾虚、风寒痹阻型腰椎间盘突出症。

【注意事项】皮肤过敏者禁用。

【出处】《当代医学》2017，23（10）：100–101.

综合评按： 腰椎间盘突出症多引起腰腿痛，容易与腰扭伤及坐骨神经痛等病症相混淆，应注意鉴别。临床选用中医外治法治疗，对改善患者局部血液循环、镇痛解痉有着积极意义。作为腰椎间盘突出症的疗法之一，中医外治法在临床应用较为广泛。

以上所选的方法，均为临床上常用且行之有效的中医外治法。红外线药熨法通过红外线的穿透能力使药性得以有效的发挥而起到活血祛瘀的作用，加速炎症产物及代谢产物的吸收。穴位注射法、熏蒸法及贴敷法、药衣法等或直接或间接地使药物作用于患处而有效地缓解病痛。

腰椎间盘突出症多为实质性病变，以神经根的刺激症状为主，临床选用中药外治的同时宜配合必要的牵引、推拿等疗法以缩短疗程、提高疗效。对于保守治疗收效不明显或反复发作、症状加剧者，应及时进一步诊疗，考虑手术摘除突出的髓核。

第四节　肥大性脊柱炎

肥大性脊柱炎又称增生性脊柱炎，指椎体软骨退变、骨质增生，以活动受限，晨起或久坐起立时明显为特点的慢性骨关节病变，以腰4、5椎体为好发部位。属中医学的"痹证"范畴。

1. 临床诊断

（1）好发于中老年。

（2）腰背部酸痛不适，晨起或久坐起立时明显，稍加活动后减轻，活动多时又加重。

（3）腰背部有压痛点，功能轻度受限。

（4）X线片显示椎间隙不同程度变窄、椎体上下缘可有唇样骨赘，严重者可见上、下椎体增生之骨质形成"骨桥"。

2. 中医分型

（1）肝阴不足型：腰痛绵绵，下肢痿软，不能久立，舌淡苔薄，脉虚弱无力。

（2）肾虚型：腰背酸痛不适，劳累后加重，舌红苔薄白，脉细。

（3）瘀血型：腰背疼痛，痛有定处，按之痛甚，转侧不利，舌暗或有瘀斑，脉涩。

（4）风寒湿型：腰部胀痛，沉重不适，阴雨潮湿时加剧，舌淡苔白或腻，脉弦或紧。

一、药物外治法

（一）贴敷法

处方 045

固本腰肾贴膏（附子、蛇床子、肉桂、熟地黄、鹿角、肉苁蓉、牛膝、续断、杜仲、补骨脂、沉香、菟丝子、小茴香、丁香、木香、乳香、没药等 20 味中药材经加工制成橡胶膏剂）。

【用法】以肾俞穴为中心，将贴膏纵向贴于腰部肾俞穴，左右各 1 贴。每日 1 次，睡前使用，连续贴 12 小时，2 周为 1 个疗程。

【适应证】肾虚型肥大性脊柱炎。

【注意事项】皮肤过敏者禁用。

【出处】《临床研究》2009，（2）：81-84.

（二）穴位注射法

处方 046

威灵仙注射液 2ml，骨宁注射液 2ml，复方当归注射液 2ml。

【操作】选取气海、肾俞、大肠俞及关元俞等穴位，局部常规消毒。将上药混合，按穴位注射法常规操作，每穴每次注射 1.5~2ml，每日 1 次，10 次为 1 个疗程。

【适应证】瘀血型肥大性脊柱炎。

【注意事项】熟悉局部解剖结构，进针注意深度。

【出处】《中国针灸》1986，6（2）.

（三）热敷法

处方 047

透骨草 12g，五加皮、五味子各 15g，山楂 15g，当归 12g，红花 10g，赤芍 12g，生地 12g，羌活 10g，独活 10g，防风 10g，炮附子 6g，花椒 30g。

【用法】上药装入布袋内，扎紧放盆内，加水煎煮 15 分钟，待温度适宜后，敷患处，每次 30 分钟，每日 2 次，10~15 日为 1 个疗程。

【适应证】肾虚型肥大性脊柱炎。

【注意事项】注意勿烫伤皮肤，皮肤过敏者禁用。

【出处】施杞.《中国中医骨伤科百家方技精华》中国中医药出版社.

（四）药带法

处方 048

生草乌 30g，小茴香 30g，当归 30g，川芎 30g，菖蒲 30g，牛膝 20g，续断 20g，樟脑 5g，冰片 5g，陈艾绒 50g。

【用法】上述药物除樟脑、冰片外，共研为细末，再与研末的樟脑、冰片混匀，撒在棉布上缝制成护腰带，日夜护带。

【适应证】瘀血型肥大性脊柱炎。

【注意事项】皮肤过敏者禁用。

【出处】《中医杂志》1988，（10）：47.

（五）熏蒸法

处方 049

艾叶 10g，红花 10g，透骨草 10g，刘寄奴 10g，土鳖虫 10g，秦艽 10g，萆薢 10g，川芎 10g。

【用法】上述药物加水置 700W 电炉上加温并放置在治疗床的洞口（直径 25cm）下，距离 10~30cm。患者仰卧于治疗床上，患处对准治疗洞口进行熏蒸治疗。每次 30 分钟，每天 1 次，6 次为 1 个疗程。

【适应证】瘀血型肥大性脊柱炎。

【注意事项】皮肤过敏者禁用。

【出处】《中华理疗杂志》1982，5（1）：64.

（六）发疱法

🥣 处方 050

斑蝥 3 份，腰黄 5 份。

【用法】上述药物研末混匀备用。取病变脊柱处上、下、左、右各旁开 1 寸处，并配合循经取穴。每次选 2~4 穴，最多不超过 8 穴。取药末 0.3~0.5g 外敷贴在穴位上，24 小时后揭起，用消毒针穿刺水疱以排出分泌液，并清洁局部。上法治疗一般施用 2~3 次，其间宜休息 3~5 天。

【适应证】肾虚型肥大性脊柱炎。

【注意事项】注意预防感染。

【出处】《浙江中医杂志》1980，15（2）：56.

（七）隔药灸

🥣 处方 051

斑麝粉（麝香 50%，斑蝥粉 20%，丁香粉 15%，肉桂 15%）。

【操作】按上述药物比例制成斑麝粉备用。于三伏天施灸，让患者俯卧，取斑麝粉 1~1.8g，沿脊柱正中线敷药末，再取大蒜 1500g 捣烂如泥，在斑麝粉上铺成宽 5cm、高 2.5cm 的蒜泥 1 条，再加上 3cm 宽、2.5cm 高的艾炷 1 条（断面呈△形），然后点燃艾炷两头与中间，使整条艾绒慢慢燃尽，术毕。

【适应证】瘀血、肾虚型肥大性脊柱炎。

【注意事项】施灸宜在白天进行，灸后注意调养休息 1 个月。灸治如起水疱，注意预防感染。

【出处】麻仲学.《中国医学疗法大全》山东科学技术出版社.

🥣 处方 052

鹅不食草 2500g，透骨草 2500g，水泽兰 5000g，生川乌 750g，马钱子 750g。

【操作】上述药物共研成细末，备用。取药末 60g 用水 200ml 煮开，再取出炒 5~8 分钟，加 50% 酒精 20ml 调匀，装入纱布袋敷灸压痛点。每次敷灸 2~3 小时，每日 1 次，6 次为 1 个疗程。

【适应证】肾虚型肥大性脊柱炎。

【注意事项】3 天更换药末 1 次，每次更换药末均按上法处理。每个疗程之间宜休息 3~5 天。

【出处】田从豁，藏俊岐.《中国灸法集粹》辽宁科学技术出版社.

二、非药物疗法

隔姜灸

处方 053

鲜生姜、艾炷适量。

【操作】生姜切成 0.5~1cm 厚片，中间以细针穿数个小孔，置于肾俞及阿是穴上，点燃艾炷，每穴施灸 7 壮，每壮用姜一片。每日 1 次，10 次为 1 个疗程。

【适应证】肾虚型肥大性脊柱炎。

【注意事项】如患者在施灸中感到灼热，可稍移动姜片再继续施灸。每个疗程之间宜休息 3 天。

【出处】《上海针灸杂志》1987，6（2）：24.

综合评按： 肥大性脊柱炎是中老年人的常见病、多发病，目前临床尚缺乏较满意的治疗方法。中药外治法可使绝大部分患者缓解或消除症状。据相关资料统计显示，其疗效均在 85% 以上。如以灸法治疗肥大性脊柱炎 179 例，其自觉症状减轻或消失者达 161 例；以穿戴药物护腰带治疗 9 例，显效 4 例，好转 3 例。临床的治疗实践肯定了中药外治法对肥大性脊柱炎的疗效，如若采用综合中药外治法，再配合针刺、按摩及理疗等，可以取得更满意的疗效。

以上所选诸法中，乃取其通经活络、理气祛寒之效。尤以灸法效佳，诚如清代吴亦鼎在《神灸经纶》所说："灸取于火，以火性热而至速，体柔而用刚……能通十二经，入三阴理气血以治百病。"针对肥大性脊柱炎多因受寒、着湿或虚劳过度及外伤致督脉受损、气滞血瘀，以隔药灸、隔姜灸、发疱灸治疗，均能明显收效。此外，穴位注射法、热敷法等，通过药物与物理方法的结合，辨证施治也可取得较好的疗效。

第五节　化脓性骨髓炎

化脓性骨髓炎指金黄色葡萄球菌、溶血性链球菌等化脓性细菌感染所引起的骨膜、骨质和骨髓的化脓性炎症，多发生在四肢长管状骨，以血源性骨髓炎最为严重和常见。属中医学的"附骨痈""附骨疽"等范畴。

1. 临床诊断

主要依据瘸史、症状及体征，并排除急性风湿热、蜂窝织炎及化脓性关节炎等相似症状的疾病。

（1）急性骨髓炎：发病急骤，有感染病史，局部肿胀、疼痛，伴见全身不适，体温达 39~40℃等；化验室检查可见白细胞总数增高可达 30×10^9/L 以上；发病 2 周后 X 线片显示骨皮质改变等。

（2）慢性骨髓炎：可有外伤、感染及急性骨髓炎等病史，患肢肿痛或功能障碍，局部窦道形成且长期不愈，或有小死骨排出；X 线片显示骨膜炎性反应、骨质破坏，有死骨空腔及包壳形成等。

2. 中医分型

（1）毒热炽盛型：局部焮红、肿痛或脓液黄稠而臭，伴见高热、寒战等症状，舌质红苔黄腻，脉洪数或弦。

（2）瘀血阻滞型：局部红紫肿硬、痛剧，伴见恶寒发热、面色晦暗等，舌红有瘀斑，苔黄厚，脉涩或洪数。

（3）血虚寒凝型：局部皮色不变、漫肿或坚硬不消，或溃疡难愈、脓稀色白、肉芽淡白不长，伴见肢冷畏寒、神疲等，舌质淡红，脉沉迟。

（4）肝肾两虚型：局部肉芽色淡、漫肿、脓稀，伴见肝肾两虚之候，舌质淡红，脉细弱。

此外，尚有正虚邪实型及气血两虚型等。

药物疗法

（一）涂擦法

处方 054

滕黄 50g。

【用法】将上药研成极细末，用 75% 酒精 300ml 浸泡，经常摇动。用时以棉签蘸药汁涂擦患处，每日 3~5 次。

【适应证】毒热炽盛型早期化脓性骨髓炎。

【出处】《中国中西医结合杂志》1984，4（11）：628.

处方 055

大黄 90g，雄黄 30g，蒲黄 150g，黄连 50g，黄柏 100g。

【用法】上药研成细末，混匀备用。施治时取适量药末用白酒调敷局部。每日 3~4 次，15~20 次为 1 个疗程。

【适应证】毒热炽盛型早期化脓性骨髓炎。

【出处】《浙江中医杂志》1982，17（10）：450.

（二）浸渍法

处方 056

桑枝、黄芪、黄柏、野菊花、槐角、大青盐等量，按 1：40 的比例加水煎制待用。

【用法】用 40~42℃ 的药液直接浸泡伤口患处或者用纱布浸药液反复外敷患处。每次外用 1 小时以上，每天 3 次，7 天为 1 个疗程。

【适应证】热毒炽盛型化脓性骨髓炎。

【注意事项】每次治疗后宜用热水冲洗局部，以保持清洁。

【出处】《河北医药》2014，36（9）：1426–1427.

（三）中药离子导入法

处方 057

10ml 黄连煎剂。

【操作】可直接把药液滴入瘘管内或用纱布条浸药后填在创口及瘘管内，以对置法接通直流电，每次施治 20~30 分钟。每日 1 次，15~20 次为 1 个疗程。

【适应证】热毒炽盛型慢性骨髓炎。

【出处】中国人民解放军广州部队总医院.《实用理疗学》人民卫生出版社.

（四）冲洗法

处方 058

黄连 900g，黄柏 1200g，大黄 1800g，甘草 450g。

【用法】上述药物加水煎制成无菌液，每次取 3000ml，灌注冲洗引流。7~15 天为 1 个疗程。

【适应证】热毒炽盛型骨髓炎窦道。

【出处】《中医杂志》1986，27（1）：23.

（五）药捻法

处方 059

①红升丹或黄丹 30g。②红升 12g，煅石膏 12g，川黄连粉 3g，轻粉 3g，冰片 2g。③五花龙骨 6g，血竭 5g，赤石脂 5g，煅石膏 12g，冰片 2g。

【用法】上述各处方药物均各自研末，调制成直径 0.25cm、长 10cm 的干药捻，按药捻法常规操作，插入创口引流，2 天换 1 次，4~6 次为 1 个疗程。药捻有祛脓之力，处方①还有祛瘀生新之功，处方③还有生肌之效。

【适应证】骨髓炎窦道。

【注意事项】施用药捻插入创口时应注意避开局部神经、血管及肌腱等。以上三方应根据患者窦道的不同时期而选择施治。

【出处】《中国中西医结合杂志》1980，4（11）：682.

（六）熏洗法

处方 060

透骨草、艾叶、细辛、红花、防风、桂皮、羌活、苍耳、草蜂房各10g。

【用法】将上药加水适量煎煮，熏洗患处，每次 20~40 分钟，每天 1~2次，7~10 天为 1 个疗程。

【适应证】血虚寒凝型骨髓炎。

【注意事项】宜先熏后洗，局部有创口时应避开创口。

【出处】《中国中西医结合杂志》1984，4（11）：628.

（七）贴敷法

处方 061

自制骨炎膏（黄芪、土茯苓、紫草、红花、大黄、虎杖、当归、商陆、连翘、大戟、甘遂、龙骨、黄芩）。

【用法】切口周围用碘伏消毒，根据切口大小及局部红肿范围，取足量骨炎膏均匀涂于已叠好的 4 层消毒纱布上，骨炎膏表面衬以 2 层消毒纱布，贴敷于切口之上。骨炎膏要足量，覆盖面积大于红肿区，药物涂层厚度大于 3mm。根据切口局部情况决定换药周期：红肿重、渗出多者，每天换药 2次；红肿较轻、渗出少者，每天换药 1 次。

【适应证】气血两虚型慢性化脓性骨髓炎。

【出处】《光明中医》2013，28（3）：497–498.

处方 062

①黄连 10g，当归 15g，黄柏 10g，生地 30g，独活 10g，白芷 9g，甘草9g。②青黛、乳香、没药各 30g，冰片 10g，蜂蜡 20g。

【用法】将处方①中的中药与蓖麻油、凡士林各 2500g 同煎，熬至药枯，滤去渣滓，再加入处方②熔化，搅拌均匀再次滤去渣滓，趁热把膏药涂在消毒纱条上，冷却备用。于患处每周贴 1 次。

【适应证】瘀血阻滞型化脓性骨髓炎。

【**出处**】《中国当代医药》2010，25（9）：88.

综合评按： 中医学认为化脓性骨髓炎主要由外伤感染、热毒炽盛流注筋骨及正气虚弱、正不胜邪而致毒邪深窜入骨等因素所形成的。中医外治法正是从这些方面进行辨证施治而取得较满意疗效。据相关文献资料显示，中医外治法无论是在化脓性骨髓炎急性期配合药物内治法使用或在慢性骨髓炎手术后应用，对提高疗效、缩短疗程均有积极意义。

以上所选诸法，各有所主。既分期而治，也按型施法，对窦道、溃疡等亦择要选方。中医学对化脓性骨髓炎的认识较早，并积累了相当丰富的治疗经验。前人的努力探索，给我们留下了大量行之有效的外治处方，若能承传发掘，更进一步研究，在骨髓炎的中药外治上会有所突破。

第六节　肩关节周围炎

肩关节周围炎简称肩周炎，是指肩关节周围的肌肉、肌腱、滑囊及关节囊等软组织病变而引起的以肩部疼痛及功能受限为特点的病症。属中医学的"肩痹""漏肩风"等范畴。

1. 临床诊断

（1）多见于中老年人，有创伤、劳损或感受风寒湿邪等病史。

（2）肩部疼痛，持续加重，可向颈、肩胛、前臂及手部放射，夜间尤甚。

（3）肩部功能受限，以上臂外展上举、内外旋等运动受限为著。

（4）肩前、肩后、肩峰下三角肌止点处有压痛，以结节间沟处为明显。

（5）X 线片常无特殊显示，有时可见肩峰下钙化阴影或肩部骨质疏松等。

2. 中医分型

（1）血瘀型：症见肩部疼痛，痛有定处、拒按，活动受限等。舌淡红有瘀斑，苔薄，脉弦紧。

（2）风寒型：症见肩部拘急疼痛，阴雨天加剧等。舌淡红，苔白或腻，脉弦紧。

（3）湿热型：症见肩部疼痛、重滞不利。舌红苔黄腻，脉弦数。

（4）筋脉失养型：症见肩臂拘挛疼痛，活动受限，遇劳加重等。舌淡苔薄，脉细无力。

一、药物疗法

（一）热敷法

处方 063

天南星 20g，生川乌 20g，生草乌 20g，羌活 20g，苍术 20g，姜黄 20g，生半夏 20g，白附子 15g，白芷 15g，乳香 15g，没药 15g，红花 10g，细辛 10g。

【用法】将上药研末，加食醋、蜂蜜调和均匀，加热至温度 60℃左右，外敷。

【适应证】风寒型肩周炎。

【出处】《浙江中医杂志》1982，17（6）：270.

处方 064

羌活、草乌、独活、川乌各 40g，透骨草、伸筋草各 60g，寻骨风、乳香、没药、海风藤各 30g。

【用法】上药研成细末与大青盐 400g 一同放于铁锅内，用文火炒热，取白棉布制作成单层布袋（大小为 200mm×180mm），将药物与炒热的盐巴一起装入布袋，细线密缝，制成盐包备用。将盐包加热至 60℃左右，外敷于患侧。每次 30 分钟，每天 1 次，10 次为 1 个疗程，每个疗程间隔 2 天，共治疗 3 个疗程。

【适应证】风寒型肩周炎。

【出处】《四川中医》2016，34（3）：168-170.

处方 065

威仙灵 15g，续断 20g，麻黄 25g，桂枝 25g，杜仲 15g，牛膝 15g，桑枝 15g，五加皮 15g，红花 15g，羌活 25g，独活 25g，细辛 15g，川乌 15g，

草乌 15g，当归尾 15g，苍术 20g，干姜 15g。

【用法】上药研成细末，取白棉布制作成单层布袋，将药物与炒热的盐巴装入布袋，细线密缝，制成盐包袋备用，温度加热到 60℃左右，外敷于患侧。每次 30 分钟，每天 1 次，10 次为 1 个疗程，每个疗程间隔 2 天，共治疗 3 个疗程。

【适应证】风寒型肩周炎。

【出处】《武警医学院学报》2005，15（4）：304.

（二）穴位注射法

处方 066

丹参注射液 3ml。

【操作】取肩髃、巨骨、肩贞、臑俞、秉风、肩髎、天宗、肩前等穴位。每次选 2~3 个穴位，按穴位注射法常规操作，每个穴位注射药液 1ml。轮换穴位注射，2 天 1 次，10 次为 1 个疗程。

【适应证】血瘀型肩周炎。

【出处】《中国中西医结合杂志》1989，9（2）：115.

处方 067

盐酸利多卡因注射液、复方当归注射液。

【操作】取肩俞、曲池、阿是穴、手三里，每穴注射盐酸利多卡 3ml 和复方当归注射液 2ml，每天 1 次。3 次为 1 个疗程。

【适应证】各型肩周炎。

【出处】《实用中医药杂志》2011，6（6）：401.

处方 068

复方丹参液或丹红注射液。

【操作】取肩髃、臂臑、肩井、肩中俞、手五里、颈夹脊，常规取复方丹参液或丹红注射液 10ml，每次选取 3~4 穴，每穴注射 1ml 左右，隔天注射 1 次。如患者局部酸胀明显的可调整为 1 周注射 2 次，10 次为 1 个疗程。

【适应证】血瘀型肩周炎。

【出处】《大家健康》2012，6（9）：55–56.

（三）贴敷法

处方 069

当归、川芎、红花、天麻、续断、牛膝、秦艽、独活各 30g，桑白皮 180g，生南星、生半夏、生草乌、生川乌各 240g。

【用法】上药研末，加桐油 2500g 及黄丹 1000g 炼制成药膏，取适量贴敷于患处。2 天 1 次，10 次为 1 个疗程。

【适应证】血瘀、筋骨失养型肩周炎。

【出处】《中医杂志》1958，（1）：33.

（四）熏洗法

处方 070

朴硝 50g，马前子 100g，黑老虎 100g。

【用法】将上述药物水煎后熏洗患处，每次 20~40 分钟。每天 2 次，3~5 次为 1 个疗程。

【适应证】风寒型肩周炎。

【出处】范正祥.《常见病简易疗法手册》人民卫生出版社.

处方 071

威灵仙 30g，羌活 15g，防风 15g，制川乌 15g，制草乌 15g，乳香 15g，没药 15g，当归 15g，红花 15g，香附 15g，伸筋草 15g。

【用法】将上述药物水煎后熏洗患处，每次 20~40 分钟。每天 2 次，3~5 次为 1 个疗程。

【适应证】各型肩周炎。

【出处】《中药熏洗配合肩关节镜下松解术治疗冻结肩周炎的临床研究》卢朝霞，2017 年。

（五）综合外治法

处方 072

吴茱萸 30g，薏苡仁 30g，莱菔子 30g，菟丝子 30g，紫苏子 30g，食盐 30g。

【用法】先将食盐炒黄，然后加入其余各药共炒至各药变色后，再装入布袋热熨患处，同时活动肩关节。每天 3 次，连续 2 天，第 3 天将上药水煎熏洗患处。连续治疗 15 天为 1 个疗程。

【适应证】筋骨失养型肩周炎。

【出处】《广西中医药》1990，3（2）：8.

🥣 处方 073

泼尼松 1.5ml，当归注射液 2ml，2% 普鲁卡因 2ml。配合针刀疗法。

【操作】结合患者病情在发病部位如冈上肌，冈下肌，大、小圆肌，喙肱肌等肌肉韧带附着处，选点 3~4 个，灵活采用朱氏针刀疗法中的数种操作方法，将粘连的肩周肌肉、肌腱彻底剥离。同时配合穴位注射，予泼尼松 1.5ml、当归注射液 2ml、2% 普鲁卡因 2ml，混合后注射于肩前、肩后、肩髃、肩痛点等针刀手术穴，每穴 0.5~1ml，每 5 天 1 次。然后运用朱氏肌肉疏导松解手法将肩周各肌肉部位疏导松解，再做内旋、外旋、前屈、后伸、外展、拍背等被动运动，术毕嘱患者做主动和被动的肩关节功能锻炼。2 次为 1 个疗程，休息 3~5 天后再行第 2 个疗程，治疗 3 个疗程。

【适应证】各型肩周炎。

【出处】《中国中医急症》2009，18（4）：633.

二、非药物外治法

（一）艾灸法

🥣 处方 074

肩前、肩髃、肩后、天宗、肩中俞、臂臑、肩外俞、肩井、曲池、阿是穴。

【操作】取艾段（约2cm），每次用温针灸 2~3 炷，每次选用 4~6 个穴位。2 天 1 次，10 次为 1 个疗程，每个疗程间隔 3~5 天。

【适应证】风寒型肩周炎。

【出处】《针灸学报》1989，（4）：34.

（二）针刺法

处方 075

肩髃、肩髎、肩贞及阿是穴、曲池、合谷、患侧丰隆穴。

【操作】采用齐刺法，行捻转泻法，使之得气，留针时用电针（疏密波）治疗。每次 30 分钟，每日 1 次。

【适应证】各型肩周炎。

【出处】《中国民族医药杂志》2010，10（10）：15-16.

处方 076

肩前、肩后、肩髃、阿是穴。

【操作】用苍龟探穴针法治疗，选取针灸针（直径 0.35mm、针长 1.5 寸）沿皮进针得气后按《金针赋》所述：苍龟探穴，如入土之象，一退三进，钻剔四方。依次退至浅层，更换针尖方向，分别向前后左右多向斜刺并逐渐加深，不留针。两组均为每天 1 次，隔天进行，5 次为 1 个疗程，共治疗 3 个疗程，

【适应证】各型肩周炎。

【出处】《中国民族医药杂志》2010，10（10）：15-16.

处方 077

主穴：肩髃、肩贞、臂臑、曲池、外关。配穴：尺泽、手三里、合谷、肩髎、阿是穴。

【操作】患者取坐位，充分暴露针刺部位，用毫针常规刺入穴位，行针得气后，将针留在适当深度。每次选取 3~4 个穴位，在所有针上套上事先准备好的中间带小孔的硬纸片，然后把 2cm 长的点燃一端的艾条插在针柄上，待艾条燃尽，针柄冷却后，清理艾灰，取下纸片，将针取出。每日 1 次，10 次为 1 个疗程。

【适应证】各型肩周炎。

【出处】《中国民间疗法》2015，6（23）：18.

处方 078

四关、阳陵泉（双侧）、肩髃、肩髎、肩贞、会宗、养老及阿是穴（1~2 个）。

【操作】患者取俯卧位，让其将双臂置于头部两侧（手心向下）。将穴位处的皮肤进行常规消毒。选用 0.3mm×50mm 的毫针对患者的四关、阳陵泉、会宗、养老穴行直刺（进针的深度约 1.2 寸），得气后再对肩髃、肩髎、肩贞、阿是穴进行直刺（进针的深度约 1.2 寸）。采用提插捻转平补平泻法对上述穴位进行中等强度的刺激（以患者能够耐受为宜），然后留针 30~40 分钟。将艾条（长度约 1.5cm）置于肩髃、肩髎、肩贞、阿是穴处的针柄上，在近穴端点燃艾条（以患者局部有温热感，且不灼伤皮肤为宜）。连续燃三壮，待艾条燃尽后将针取出，每天 1 次。连续治疗 5 次为 1 个疗程，共治疗 3 个疗程（2 个疗程之间应间隔 1 天）。

【适应证】各型肩周炎。

【出处】《当代医药论丛》2019，17（5）：108-109.

（三）综合外治法

处方 079

针刺阳陵泉、三间。推拿疗法。

【操作】针刺阳陵泉的操作方法：患者取坐位，屈膝垂足取阳陵泉穴，快速捻转刺入，得气后施以泻法，每隔 5 分钟行针 1 次，留针 30 分钟。在行针的同时，嘱患者活动患肢，范围由小到大，切忌用力过猛损伤筋经。针刺三间穴的操作方法：斜刺向第二掌骨侧，每隔 10 分钟行针 1 次，针后用手沿手阳明大肠经自三间至肩髃穴来回循按敲打数次，然后让患者活动肩部。针刺两穴后，嘱患者休息 10 分钟，然后用一指禅推法施术于患者肩部 10 分钟，着重点按肩髎、肩髃、肩前穴，手法轻柔。上述手法结束后，采用肩关节摇法：患者取坐位，患肢自然下垂，术者站于其侧，将两手掌相对，托住患者腕部后将患肢慢慢向上、向前托起。在此过程中，位于下方的手逐渐反掌，当患肢前举至 160° 时，虎口向下捏住患者腕部，另一手由患者腕部向下滑移至肩关节上部，此时稍作停顿，两手协调用力，即按于肩部之手将患者肩关节略向下、向前按，握腕之手略上提，使肩关节伸展，随即使肩关节向后做大幅度转动。如此周而复始，两手交替上下协调动作，使患肢连续环转活动，前后各摇转 3~5 次。

【**适应证**】各型肩周炎。

【**出处**】《湖南中医杂志》2019，35（6）：75-76.

综合评按：肩关节周围炎是伤科常见疾病之一，好发年龄在五十岁左右，采用中医外治法治疗为患者乐于接受。据相关文献资料统计，中医外治法治疗肩周炎的有效率在 78% 以上。如《中西医综合杂志》报道的以丹参注射液行穴位注射法治疗肩周炎，其有效率达 91%。

以上所选诸法，或熏洗，或贴敷，或通过穴位注射，或结合针刺，或配合按摩，各具特色。通过药物外治，并结合推拿、针刺等疗法，可缩短疗程，提高疗效。

第七节　膝关节骨性关节炎

膝关节骨性关节炎又称增生性膝关节炎，指膝关节软骨变性、劳损、外伤、先天或后天关节畸形所致的以膝关节肿胀、疼痛、伸屈受限等为特点的退行性病变。属中医学"痹证"范畴。

1. 临床诊断

（1）多见于中老年人，发病比较缓慢。

（2）早期见膝关节肿痛、发僵等，继而出现关节畸形，功能受限，伸屈时或有弹响声，部分患者见关节积液，压痛阳性；髌骨研磨试验阳性。

（3）X 线片显示股骨或胫骨的关节软骨面有骨质增生。

2. 中医分型

（1）肝肾亏虚型：膝关节肿痛，屈伸不利，挛缩僵直，遇劳尤甚。舌红少苔，脉细弱。

（2）血瘀寒凝型：膝关节疼痛剧烈，屈伸尤甚，痛有定出，喜温按。

舌苔白，脉弦紧。

药物外治法

（一）中药离子导入法

🥄 处方 080

赤芍 15g，羌活 15g，乳香 15g，没药 15g，白芷 15g，南星 15g，当归 60g，川芎 60g，草乌 60g，蒲公英 60g，干姜 60g。

【操作】上述药物加水 1000ml 浸泡一夜后，用文火煎熬 30 分钟，至 200ml 左右，过滤药液备用。取适量药液，均匀湿润衬垫并置于患处接阳极，阴极放于相应部位，电流量以患者能耐受为度。每次治疗 20 分钟，每日 1 次，15 次为 1 个疗程。

【适应证】血瘀寒凝型膝关节骨性关节炎。

【出处】《中国中西医结合杂志》1986，9（3）：191.

🥄 处方 081

羌活、独活、鸡血藤、当归、红花、苏木、桂枝、桑枝、透骨草各 30g。

【操作】上述药物加水 1000ml 浸泡一夜后，文火煎熬 30 分钟，至 200ml 左右，过滤得药液备用。取适量药液，均匀湿润衬垫并置于患处接阳极，阴极放于相应部位，电流量以患者能耐受为度。每次治疗 20 分钟，每日 1 次，15 次为 1 个疗程。

【适应证】血瘀寒凝型膝关节骨性关节炎。

【出处】《中医药信息》2016，33（1）：83–85.

🥄 处方 082

生麻黄、桂枝、制川乌、制草乌、生大黄、制马钱子各 30g。

【操作】上述药物加水 1000ml 浸泡一夜后，文火煎熬 30 分钟，至 200ml 左右，过滤得药液备用。取药液适量，均匀湿润衬垫并置于患处接阳极，负极放于相应部位，电流量以患者能耐受为度。每次治疗 20 分钟，每日 1 次，15 次为 1 个疗程。

【适应证】血瘀寒凝型膝关节骨性关节炎。

【出处】《河北中医》2012，34（3）：362-363.

处方 083

当归、赤芍、威灵仙、淫羊藿、透骨草、羌活、独活、防风、刘寄奴、延胡索、桂枝、细辛、苍术、红花等各 30g。

【操作】上述药物加水 1000ml 浸泡一夜后，文火煎熬 30 分钟，至 200ml 左右，过滤得药液备用。取药液适量，均匀湿润衬垫并置于患处接阳极，负极放于相应部位，电流量以患者能耐受为度。每次治疗 20 分钟，每日 1 次，15 次为 1 个疗程。

【适应证】血瘀寒凝型膝关节骨性关节炎。

【出处】《中国中医药现代远程教育》2012，10（22）：6.

处方 084

川乌、乳香、红花、没药、杜仲、川芎等各 20g。

【操作】上述药物加水 1000ml 浸泡一夜后，文火煎熬 30 分钟，至 200ml 左右，过滤得药液备用。取药液适量，均匀湿润衬垫并置于患处接阳极，负极放于相应部位，电流量以患者能耐受为度。每次治疗 20 分钟，每日 1 次，15 次为 1 个疗程。

【适应证】血瘀寒凝型膝关节骨性关节炎。

【出处】《福建中医药大学学报》2013，23（6）：51-53.

处方 085

乳香 15g，防己 15g，当归 30g，没药 15g，川芎 10g，牛膝 20g，桃仁 10g，红花 10g，威灵仙 30g，透骨草 30g，蒲公英 20g，葛根 30g，桑寄生 20g，川续断 20g，延胡索 20g，姜黄 10g，茜草 10g，鸡血藤 20g，海桐皮 15g，川乌 10g，秦艽 15g，独活 10g，伸筋草 15g。

【操作】上述药物加水 1000ml 浸泡一夜后，文火煎熬 30 分钟，至 200ml 左右，过滤得药液备用。取药液适量，均匀湿润衬垫并置于患处接阳极，负极放于相应部位，电流量以患者能耐受为度。每次 20 分钟，每日 1 次，4 周为 1 个疗程。

【适应证】血瘀寒凝、肝肾亏虚型膝关节骨性关节炎。

【出处】《内蒙古中医药》2012，49（17）：88-89.

处方 086

伸筋草、透骨草、海桐皮、牛膝、五加皮、苏木、防风、淫羊藿、艾叶、川椒、络石藤各 30g，木瓜 60g。

【操作】上述药物加水 1000ml 浸泡一夜后，文火煎熬 30 分钟，至 200ml 左右，过滤得药液备用。取药液适量，均匀湿润衬垫并置于患处接阳极，负极放于相应部位，电流量以患者能耐受为度。每次 30 分钟，每日 3 次，4 周为 1 个疗程。

【适应证】肝肾亏虚型膝关节骨性关节炎。

【出处】《中国中医药现代远程教育》2014，12（7）：54.

（二）熏洗法

处方 087

炒艾、川乌、木瓜、防风、五加皮、地龙、当归、羌活、土鳖虫、伸筋草各 30g。

【用法】将上述药物置火上煎煮，沸腾 5 分钟左右，乘热熏蒸患处，待稍冷后，用药汤浴洗患处。每次 1 小时，每日 1~2 次，每剂药可连用 5~7 天，7~10 次为 1 个疗程。

【适应证】血瘀寒凝型膝关节骨性关节炎。

【注意事项】皮肤有破损及患化脓性皮肤病者忌用。

【出处】《云南中医杂志》1990，（2）：25.

处方 088

熟地黄、桑寄生、牛膝、杜仲、山茱萸、川芎、刘寄奴、独活、秦艽、五加皮、虎杖、续断各 20g，川乌、草乌、伸筋草各 30g，桃仁、红花各 10g，细辛 6g。

【用法】上述药物装入布袋中扎好，放入煎药盆内加清水至高出药面 4cm 左右，浸泡 2 小时。将煎药盆置于加热器上放于熏蒸床下，至药滚沸，再加入适量陈醋。患者躺于熏蒸床上，裸露双下肢，将双膝关节对准熏蒸孔，上盖毛巾被或被单。每次熏蒸 40 分钟，熏蒸完毕，待水温不烫时，再将药袋熨敷于膝部，直到药袋温度变凉为止。

【适应证】肝肾亏虚型膝关节骨性关节炎。

【出处】《新中医》2011，43（6）：47-48.

🥣 处方 089

红花、丹参、鸡血藤、海风藤、宽筋藤、威灵仙、牛膝各 30g，骨碎补、姜黄各 25g，延胡索、桑枝、大黄各 20g，桂枝 15g。

【用法】将上述药物装入纱布袋中，加水约 2000ml，浸泡 30 分钟，并煎沸 20 分钟，然后离火将药液倒入盆内备用。患者裸露患膝关节，趁热将药液蒸汽对准患膝部位进行熏蒸。等药液降至适当温度时，使用药袋蘸取药液再直接对患部进行热敷。每天 1~2 次，每次持续 30 分钟。

【适应证】血瘀寒凝型膝关节骨性关节炎。

【出处】《陕西中医》2010，31（10）：1390-1392.

🥣 处方 090

海桐皮 12g，威灵仙 12g，络石藤 12g，桃仁 9g，红花 9g，赤芍 10g，千年健 12g，桑寄生 12g，牛膝 12g，川乌、草乌、乳香、没药、三棱、桂枝各 10g。

【用法】上述药物加水煎取 6~8L 药液，趁热将膝关节用蒸汽熏蒸 15 分钟，然后用纱布浸泡药液热敷膝关节 10~15 次。每次治疗约 30 分钟，每天 2 次，4 周为 1 个疗程。

【适应证】肝肾亏虚型膝关节骨性关节炎。

【出处】《中医外治杂志》2010，19（1）：24-25.

🥣 处方 091

当归尾 15g，红花 15g，乳香 6g，苏木 15g，白芷 15g，姜黄 15g，威灵仙 15g，羌活 15g，五加皮 15g，海桐木 15g，牛膝 15g，川楝子 15g，花椒 9g，土茯苓 15g，透骨草 30g。

【用法】上述药物加水 2500ml 煎至 500ml，去渣取汁，加入白酒 2~3 两，备用。用毛巾蘸取药液，敷于患膝，毛巾干湿以不滴水为度，在毛巾外裹一层塑料膜，再在其外置一热水袋或将上述药液再加倍置于木桶中进行擦洗。每次敷洗 1 小时，每天 2~3 次，3 周为 1 个疗程。治疗期间应积极锻炼股四头肌。

【适应证】血瘀寒凝型膝关节骨性关节炎。

【出处】《陕西中医函授》2013，（3）：39-40.

处方 092

生川乌 30g，生草乌 30g，生南星 30g，生半夏 30g，王不留行 30g，宽筋草 30g。

【用法】上述药物等分后用两块方帕包裹成两个药团，放药罐内煎 20~30 分钟后离火，将患膝置药罐上方熏蒸 20 分钟后取药团热敷患肢，两个药团交替使用。每日 2 次，15 次为 1 个疗程。

【适应证】肝肾亏虚型膝关节骨性关节炎。

【注意事项】治疗早期宜适当限制活动，忌上下楼梯。

【出处】施杞.《中国中医骨伤科百家方技精华》中国中医药出版社.

处方 093

五加皮 30g，川芎 20g，花椒 10g，荆芥 12g，独活 12g，川牛膝 20g，生南星 12g，土鳖虫 30g，桃仁 20g，红花 20g，当归 20g，生麻黄 12g，苍术 12g，伸筋草 30g，透骨草 30g，乳香 12g，没药 12g，威灵仙 20g，自然铜 12g。

【用法】上述药物研细粉，装入 20cm×20cm 大小的布袋内，每袋 300g，每次用两袋，放入砂锅内，加入适量的水，煮沸 10 分钟，再加入 200ml 的米醋，熏蒸患膝。待温度适宜时，用药袋热敷患膝，两袋交替使用，每次 2 小时，每日 2 次。两袋药物可连续用 1 周，14 天为 1 个疗程，连续治疗 2~3 个疗程。

【适应证】肝肾亏虚型膝关节骨性关节炎。

【注意事项】治疗早期宜适当限制活动，忌上下楼梯。

【出处】《河南中医》2012，32（10）：1345.

（三）热敷法

处方 094

桃仁 10g，红花 10g，当归 10g，鸡血藤 10g，乳香 5g，没药 5g，透骨草 10g，伸筋草 10g，川芎 5g，草乌 10g，海风藤 10g，青风藤 10g。

【用法】上药共研细末，用蜂蜜及 L- 薄荷醇调匀外敷。注意需将双膝眼处用无菌敷贴保护。然后用波姆光治疗仪照射敷药部位，温度控制在 45~55℃，以患者既感到舒适，又不灼伤皮肤为度。2 周为 1 个疗程。

【适应证】血瘀寒凝型膝关节骨性关节炎。

【注意事项】治疗早期宜适当限制活动，忌上下楼梯。

【出处】《中国中西医结合外科杂志》2013，19（6）：645-647.

处方 095

生川乌、生南星、肉桂、细辛、威灵仙、透骨草、乳香、没药、川芎、红花等份。

【用法】上述药物用两块方帕包裹成两个药团，放药罐内煎煮 20~30 分钟后离火，将患膝置其上方熏蒸 20 分钟后取药团热敷患膝，两个药团交替使用。每日 2 次，15 次为 1 个疗程。

【适应证】肝肾亏虚型膝关节骨性关节炎。

【注意事项】治疗早期宜适当限制活动，忌上下楼梯。

【出处】《中国中医骨伤科杂志》2012，20（1）：49.

（四）药衣法

处方 096

生草乌、生川乌、黄芪、杜仲、仙茅、金毛狗脊、锁阳、川芎、当归、白芷、苍术、防己、牛膝、甘松、五加皮、木香、松香、细辛、肉桂各 6g，艾叶 60g。

【用法】上述药物共研成细末。选择适宜的护膝，缝制成药物护膝，日夜使用。

【适应证】肝肾亏虚型膝关节骨性关节炎。

【出处】李乃民.《中国传统外治法大全》学苑出版社.

综合评按：膝关节骨性关节炎主要为退行性变，目前临床治疗尚缺乏较理想的方法。中医认为其发病机制为肝肾亏虚、寒凝血瘀，从而立温通化瘀之法，辨证施治，取得一定的临床疗效。以上所选的药包热敷法及熏洗法均以理化热力助药性发挥，以求达到温通的目的；药衣法选取温热性药物制成护膝长时间作用于局部而改善症状；中药离子导入法使药物的有效成分深入作用而取得较好的临床疗效。

在采用中药外治法治疗膝关节骨性关节炎的同时，应积极配合针灸、推拿及功能锻炼，对于任何方法均不能缓解症状者，可考虑行膝关节固定等手术治疗。

第八节　腰肌劳损

腰肌劳损又称功能性腰痛，是指腰部累积性的肌纤维、筋膜及韧带等软组织损伤，以发病缓慢、腰部酸痛为特点的病症。属中医学的"痹证""痿证"等范畴。

1. 临床诊断

（1）腰背部酸胀痛，休息时轻，劳动加重，与气候、环境变化有关。

（2）部分患者在骶髂后面、骶骨后部臀肌止处或腰椎横突处有压痛。

（3）X 线片无特殊显示。

2. 中医分型

（1）肾虚型：腰部隐隐作痛，喜温按，遇劳更甚，伴见耳鸣眼花、腿膝酸软。舌淡红苔白，脉弱无力。

（2）风寒湿型：腰部酸痛，重着不利，阴雨天加剧。舌淡苔白腻，脉弦紧。

（3）瘀滞型：腰背肿痛，痛无定处，或痛如针刺、拘挛麻木。舌有瘀斑，苔薄，脉弦或涩。

一、药物疗法

（一）隔药灸法

处方 097

当归 10g，白芍 10g，红花 10g，川断 10g，狗脊 10g，公丁香 10g，桑白皮 10g，升麻 10g，川芎 10g，木香 10g，乳香 6g，没药 6g，全蝎 3g。

【操作】上药研末，用时以 75% 酒精调制成厚约 3cm 的药饼，并用细针在药饼上戳数个孔，置于命门、肾俞及阿是穴处，药饼上放置灸炷，点燃艾炷施隔药灸，每穴 5~7 壮。每日 1 次，10 次为 1 个疗程。

【适应证】瘀滞型腰肌劳损。上药加入附子 5g，杜仲叶 10g，适用于肾虚型；上药加入细辛 5g，威灵仙 10g，适用于风寒湿型。

【出处】《中国针灸》1984，4（3）：18.

（二）熏蒸法

处方 098

红花 15g，当归 90g，活血龙 90g，五加皮 90g，防风 120g，牛膝 120g，金刚刺 120g，红藤 120g。

【用法】上药加水至没过药物，煎煮 30 分钟，置于治疗床的洞孔（直径约 30cm）下 15~20cm 处。患者卧床上，腰部对准治疗洞口直接蒸熏，启动机器，根据患者耐受度从低到高调节温度。每次治疗 20~30 分钟，每日 1 次，15~20 次为 1 个疗程。每剂药可使用 3~5 天。

【适应证】瘀滞型腰肌劳损。

【出处】《中国中西医结合杂志》1981，4（4）：251.

处方 099

当归、白芍、姜黄、海桐皮、羌活、防风、续断、川芎、细辛、乳香、没药、红花、香附、透骨草、艾叶、杜仲各 10g。

【用法】上药加水没过药面，煎煮 30 分钟，置于治疗床的洞孔（直径约 30cm）下 15~20cm 处。患者卧床上，腰部对准治疗洞口直接蒸熏，启动机器，根据患者耐受度从低到高调节温度。每次治疗 20~30 分钟，每日 1 次，15~20 次为 1 个疗程。每剂药可使用 3~5 天。

【适应证】瘀滞型腰肌劳损。

【出处】《针灸加中药熏蒸治疗腰背肌筋膜炎的临床疗效观察》钟志国，2008 年。

处方 100

桑寄生、党参各 30g，杜仲、川牛膝、秦艽、茯苓、当归各 15g，独活、防风、川芎、甘草、赤芍、生地各 10g，细辛、肉桂心各 6g。

【用法】上药加水没过药面，煎煮 30 分钟，置于治疗床的洞孔（直径约 30cm）下 15~20cm 处。患者卧床上，腰部对准治疗洞口直接蒸熏，启动机器，根据患者耐受度从低到高调节温度。每次熏蒸 30 分钟，每天 1 次，10 天为 1 个疗程，连续治疗 30 天。每剂药可使用 3~5 天。

【适应证】风寒湿型腰肌劳损。

【出处】《北方药学》2018，15（6）：47–48.

处方 101

羌活、独活、防风、桂枝、细辛、川芎、海风藤、徐长卿、姜黄、苏木、冰片适量。

【用法】将上方加入适量水，浸泡 1~2 小时（加水约占容器的 80%）。采用 JS-809A 型中药熏蒸机，治疗时将熏蒸机机舱盖好加热至产生蒸汽，由气孔送入治疗舱内。患者取仰卧位，头部暴露在治疗舱外，气孔对准患者腰部。调节好熏蒸机的参数，温度一般以患者自觉舒适为度，避免烫伤。每次治疗 30 分钟，每日 3 次，15 天为 1 个疗程。每剂药使用 3~5 天。

【适应证】风寒湿型腰肌劳损。

【出处】《中国中医急症》2019，18（11）：1929–1930.

（三）药衣法

处方 102

生草乌 30g，小茴香 30g，当归 30g，川芎 30g，菖蒲 30g，牛膝 20g，续断 20g，樟脑 5g，冰片 5g，陈艾绒 50g。

【用法】将上药除樟脑、冰片外研为细末，再与研好的樟脑、冰片混匀，选择适当的护腰，用棉布制成相应的内衬，将以上药末均匀地撒在内衬各层上，密缝好，日夜围在腰部。

【适应证】风寒湿型腰肌劳损。

【出处】《中医杂志》1988，（10）：47.

（四）水罐疗法

处方 103

延胡索 25g，透骨草 20g，川芎 20g，赤芍 15g。

【操作】上药浸泡后水煎，过滤制成 30%~40% 的灭菌液 200ml，取关元俞、腰阳关、肾俞、环跳、八髎、胞肓、委中，按水罐疗法常规操作，每次选 2~4 穴，每穴处注入药液 20~40ml，留置 20~40 分钟。每日 1 次，10 次为 1 个疗程。

【适应证】瘀滞型腰肌劳损。

【出处】《中国中西医结合杂志》1989，9（2）：116.

（五）熏洗法

处方 104

艾绒 120g，川椒 3g，透骨草 30g。

【用法】将上药水煎后，熏洗患处，每次 20~40 分钟，每日 2 次，10 天为 1 个疗程。

【适应证】瘀滞型腰肌劳损。

【出处】李超.《中医外治法简编》湖北人民出版社.

（六）湿敷法

处方 105

当归 50g，红花 30g，乳香 20g，没药 20g，牛膝 15g。

【用法】将上述药物浸入 300ml 醋内 4 小时，再加热煮沸，沸腾 5~10 分钟，熄火。用纱布浸药汁，趁热渍腰眼穴，冷则再换，每次 4~6 小时。每日 1 次，7~10 次为 1 个疗程。

【适应证】瘀滞型腰肌劳损。

【出处】张建德.《中医外治法集要》陕西科学技术出版社.

二、非药物外治法

耳穴压豆法

🥣 **处方 106**

耳穴：腰、肾、肝、神门。

【操作】取王不留行籽，按耳穴压豆法操作，3 天换 1 次，1 个月为 1 个疗程。

【适应证】肾虚型腰肌劳损。

【出处】李秀珍，高丽.《耳穴诊疗法》中国社会出版社.

综合评按： 腰肌劳损是一种常见病，多由劳损或感受风寒湿邪及体亏肾虚等导致经络受阻，筋脉失养，气血不和而发生。运用中药外治法，通过药物直接作用于患处而达到治病的目的，疗效较显著且简易方便，为目前治疗腰肌劳损的常用方法之一。据相关文献资料统计，外治法的有效率在 82%~87% 之间。

以上所选的水罐疗法，通过气压的作用使药力直达病所；蒸汽、熏洗则是通过热效应作用于患处而充分发挥疗效；隔药灸是药物与灸治的理想结合；药衣法则将治疗融于日常生活之中，使伤痛消于无形；耳穴压豆法则是通过刺激经穴而起到舒筋活络之效。总之，中医外治法在腰肌劳损的治疗领域中有着广阔的应用前景。

第九节　急性腰扭伤

急性腰扭伤指以损伤后立即出现剧烈性腰痛、腰肌紧张及活动受限为特点的腰部肌肉、筋膜、韧带、椎间小关节和关节囊、腰骶关节及骶髂关节等的急性扭挫损伤。属中医学的"闪腰""臀腰疼"及"瘀血腰痛"等范畴。

1. 临床诊断

（1）损伤后腰部强直疼痛，前后俯仰及转动受限，行走不适，咳嗽时疼痛加剧。

（2）腰部肌肉紧张，压痛点明显。

（3）X 线片无特殊显示。

2. 中医分型

（1）气滞络阻型：腰痛时轻时重，痛无定处，行走不利，咳嗽可引发震痛。舌淡苔薄，脉涩。

（2）气滞血瘀型：腰痛局限一处，或见瘀肿，压痛明显，腰部活动受限，部分患者伴有腹部胀满、大便秘结等。舌质暗或有瘀斑，苔薄黄，脉弦紧。

一、药物疗法

（一）水罐疗法

处方 107

延胡索 25g，透骨草 20g，川芎 20g，赤芍 15g。

【操作】上述药物经浸泡后水煎，过滤制成 30%~40% 的灭菌液 200ml。选取关元俞、腰阳关、肾俞、环跳、八髎、胞肓及委中穴，按水罐疗法常规操作，施治中每穴注入药液 20~40ml，留置 20~40 分钟，每日 1 次。

【适应证】气滞络阻型急性腰扭伤。

【出处】《中国中西医结合杂志》1989，9（2）：116.

（二）药物灸法

处方 108

硫黄 120g，生川乌 9g，生草乌 9g，辰砂 9g，蟾酥 6g，冰片 6g，细辛 6g，四叶对 6g，麝香 0.3g。

【操作】硫黄 120g 研末后，加入除蟾酥、麝香外的药物，将研末后的各药混匀，再加入蟾酥及麝香搅和，待搅匀后制成麦粒大小的药粒备用。取 2cm×2cm 的锡纸 1 张置于压痛点上，将药粒放置其上并点燃，使之尽量燃烧（勿使锡纸燃起），待患者感到灼热时压灭。每日 1 次。

【**适应证**】气滞血瘀型急性腰扭伤，尤适宜腰棘间、棘上韧带损伤。

【**出处**】《浙江中医杂志》1985，20（3）：117.

（三）贴敷法

处方 109

马钱子 12g，骨碎补 20g，生南星 10g，三七 20g，威灵仙 12g，羌活 10g，独活 10g，乳香 12g，桃仁 12g，红花 6g，大黄 10g。

【**用法**】上述药物研细末，调拌凡士林，外敷贴于患处，每日 1~2 次。

【**适应证**】气滞血瘀型急性腰扭伤。

【**出处**】刘光瑞，刘少林 .《中国民间敷药疗法》四川科学技术出版社 .

（四）热敷法

处方 110

当归、羌活、乳香、没药各 60g。

【**用法**】将上述药物分装在 14cm×20cm 的两个布包中，上锅蒸约 10 分钟，取出药包，外涂黄酒，趁热敷患处，每日 3 次。

【**适应证**】气滞血瘀型急性腰扭伤。

【**出处**】曲祖贻 .《中医简易外治法》人民卫生出版社 .

（五）涂擦法

处方 111

杜仲、白酒各适量。

【**用法**】将杜仲捣烂，用白酒调和后涂搽在患处，稍干燥后可再涂搽，每日多次。

【**适应证**】气滞血瘀型急性腰扭伤。

【**出处**】《肘后备急方》。

（六）摩擦法

处方 112

桃仁 60g，细辛 15g。

【用法】上述药物入白酒 500ml 浸泡 10 天，备用。取适量摩擦患处 5~10 分钟，每日 1~2 次。

【适应证】气滞血瘀型急性腰扭伤。

【出处】李杏林.《中国药用水果》广东高等教育出版社.

（七）综合外治法

🥣 处方 113

生山栀 15g，姜黄片 30g，生大黄 15g，冰片 3g，葱白 250g，麦粉、白酒各适量。

【用法】将葱白捣烂、炒热，用纱布包扎如球状；将生山栀、姜黄片、生大黄碾成细粉再加入冰片、麦粉碾匀，以煨热的白酒调为糊状。先将纱布包裹之热葱球擦患处至皮肤微红，再将调好的药糊敷贴在患处，外用胶布固定。每日 1 次。

【适应证】气滞络阻型急性腰扭伤。

【出处】查少农，查纬民.《中草药外治验方选》安徽科学技术出版社.

二、非药物疗法

（一）隔姜灸

🥣 处方 114

生姜、艾炷适量。

【操作】取铜钱厚生姜 1 片，用细针穿多孔。将姜片置于疼痛处，置艾炷 4~6 壮。灸毕再以掌揉患处。

【适应证】急性腰扭伤，腰棘间、棘上韧带损伤尤宜。

【出处】《中医杂志》1983，（9）：35.

（二）蜡疗法

🥣 处方 115

石蜡适量。

【操作】根据疼痛范围，将石蜡制成半凝固状态、约 50℃温度的药饼，敷灸于患处。每次 30~60 分钟，每日 2 次，10~15 次为 1 个疗程。

【适应证】气滞血瘀型急性腰扭伤。

【出处】张建德.《中医外治法集要》陕西科学技术出版社.

综合评按： 急性腰扭伤在临床较多见，好发于青壮年、体力劳动者。若及时治疗，一般都能痊愈。若日久失治或治疗不当转为慢性，则较难治疗。中医外治法对急性腰扭伤有良好的疗效，选择适当的方法，及时治疗，常施治 2~3 次即可痊愈。据相关文献资料统计，中医外治法的疗效在 90%~95.8% 之间。如以隔姜灸治疗 166 例，其总有效率达 95.8%。中医外治法治疗急性腰扭伤有着简便易行、疗程短的特点，可将中药与针刺、推拿等配合使用，则疗效更稳定，并能有效防止复发。

急性腰扭伤临床外治虽简，但仍应以预防为本。只要积极、有效地采取预防措施，急性腰扭伤的发生必将大大减少。

第十节　踝关节扭伤

踝关节扭伤指踝关节过度内翻或外翻，导致以踝部肿胀、痛剧及功能受限为特点的踝部软组织损伤。属中医学的"筋伤""崴脚"等范畴。

1. 临床诊断

主要依据病史、症状和体征，并排除踝关节脱位及踝部骨折等。

（1）有足踝部扭曲外伤史，损伤后跛脚，局部肿胀、疼痛，压痛明显，运动受限。

（2）X 线片无特殊显示。

2. 中医分型

（1）气滞型：踝关节局部胀痛，行走不利。舌淡苔薄，脉涩。

（2）血瘀型：踝关节局部青紫肿胀，疼痛剧烈，压痛明显，功能障碍。舌红苔薄，脉弦数。

一、药物疗法

（一）湿敷法

处方 116

五倍子 50g，栀子 30g，生草乌 30g，大黄 30g，生南星 30g，土鳖虫 20g，乳香 20g，没药 20g，细辛 10g。

【用法】上述药物研末，取适量醋调，外敷患处，每日 1~2 次，10 次为 1 个疗程。

【适应证】血瘀型踝关节扭伤之肿痛剧烈者。

【出处】《中国中西医结合杂志》1985，5（6）：371.

（二）红外线药熨法

处方 117

附子 200g，细辛 200g，红花 250g，乳香 250g，没药 250g，川芎 250g，黄柏 200g，白芍 200g，甘草 200g，樟脑 100g。

【用法】上述药物以 70% 酒精 5000ml 浸泡 1 周，过滤取药液 1000ml 备用。施治时，取适量药液湿敷患处，采用红外线理疗仪照射，每次 20~30 分钟，每日 1 次。7 次为 1 个疗程。

【适应证】血瘀型踝关节扭伤。

【出处】《吉林中医药》1990，（3）：15.

（三）隔药灸法

处方 118

生川乌 20g，生草乌 20g，丁香 10g，肉桂 10g，樟脑 40g。

【操作】上述药物研末，用时以米醋调制成直径约 1cm、厚度约 0.3cm 的药饼，敷于痛处，覆盖纱布，上放熏灸器施灸，每次 40 分钟，每日 1 次。

【适应证】血瘀型踝关节扭伤。

【出处】《上海针灸杂志》1990，9（2）：25.

（四）贴敷法

处方 119

木瓜 60g，栀子 30g，大黄 150g，蒲公英 60g，土鳖虫 30g，黄柏 30g，没药 30g，乳香 30g。

【用法】上述药物研细末，用凡士林调敷，每日 1 次。3~5 次为 1 个疗程。

【适应证】血瘀型踝关节扭伤。

【出处】查少农，查纬民 .《中草药外治验方选》安徽科学技术出版社 .

（五）熏洗法

处方 120

伸筋草、透骨草各 15g，五加皮、三棱、莪术、秦艽、海桐皮各 12g，牛膝、木瓜、红花、苏木各 9g。

【用法】上述药物加水煎沸，先熏后洗患处，每次 20~40 分钟，每日 2 次。5~7 次为 1 个疗程。

【适应证】血瘀型踝关节扭伤。

【出处】上海中医学院伤科教研组 .《中医伤科学讲义》人民卫生出版社 .

（六）摩擦法

处方 121

茴香 15g，丁香 9g，樟脑 15g，红花 9g。

【用法】上述药物用温白酒 300ml 浸泡，去渣取药酒。用棉花蘸药酒适量摩擦患处。每次 5~10 分钟，每日 2~3 次。

【适应证】气滞型踝关节扭伤。

【出处】上海中医学院伤科教研组 .《中医伤科学讲义》人民卫生出版社 .

（七）热敷法

处方 122

红花 30g，当归 15g，苏木 20g。

【用法】上述药物水煎熬至稍稠，用纱布数层包裹药渣，敷贴患处，将热液淋其上，凉即换。每次 10~20 分钟，每日 2 次。

【适应证】血瘀型踝关节扭伤。

【出处】李乃民.《中国传统外治法大全》学苑出版社.

二、非药物疗法

（一）蜡疗法

处方 123

石蜡适量。

【操作】将石蜡制成约 50℃的温热药饼，敷贴于患处。每日 1 次，3~5 次为 1 个疗程。

【适应证】各型踝关节扭伤。

【出处】李乃民.《中国传统外治法大全》学苑出版社.

（二）艾灸法

处方 124

解溪、丘墟、昆仑、商丘、太溪、阿是穴。

【操作】选取患肢的解溪、丘墟、昆仑、商丘、太溪及阿是穴。用艾卷行温和灸，每穴每次施灸 10~15 分钟，1 次选穴 2~4 个，每日 1~2 次。3 次为 1 个疗程。

【适应证】气滞型踝关节扭伤。

【出处】田从豁，藏俊岐.《中国灸法集粹》辽宁科学技术出版社.

综合评按： 踝关节扭伤属伤科门诊常见疾病之一，采用中医外治法治疗有满意的疗效。据有关文献资料统计，其有效率在 89% 以上。以上所选的各种方法，其方式虽然相异，但均是通过药物在患处达到活血化瘀、理气通络的功效。治疗期间应注意患肢的制动，防止复发。

第十一节　落枕

落枕也称失枕、失颈，是由于睡眠姿势不当或感受风寒而导致以颈项部强直酸痛不适、转动不灵为特点的病症。相当于西医学的颈部软组织扭伤。

1. 临床诊断

主要依据病史、症状和体征，并排除颈椎关节半脱位等。

（1）入睡前无任何症状，晨起后感到颈项强直、俯仰转动不自如，并向一侧歪斜而加重。

（2）颈肌紧张，压痛广泛。

2. 中医分型

（1）气滞型：颈项局部胀痛不适、转动不灵。舌淡苔薄，脉涩。

（2）风寒型：颈项强直、牵引作痛。舌淡苔白，脉浮紧。

一、药物疗法

（一）药枕法

🥣 **处方 125**

大黑豆适量。

【用法】将上药蒸热装入枕袋，将患处枕在上面，每天不少于 6 小时。

【适应证】气滞型落枕，数次即愈。

【出处】《本草纲目》。

（二）热敷法

🥣 **处方 126**

葱白、生姜各适量。

【用法】上药捣烂，炒热。包布，敷熨患处，每次 30 分钟，每日 2~3 次。

【适应证】风寒型落枕。

【出处】查少农，查纬民.《中草药外治验方选》安徽科学技术出版社.

处方 127

生桃叶适量。

【用法】将生桃叶用布袋包好，用水蒸煮后，热敷颈部。每次 20 分钟，每日 2~3 次。

【适应证】气滞型落枕，数次即愈。

【出处】《本草纲目》。

（三）熏洗法

处方 128

伸筋草、海桐皮、秦艽、当归、独活、钩藤各 9g，红花、乳香、没药各 6g。

【用法】上药水煎，熏洗患处，每次 20~30 分钟，每日 2 次。

【适应证】气滞型落枕。

【出处】上海中医学院伤科教研组.《中医伤科学讲义》人民卫生出版社.

（四）贴敷法

处方 129

木瓜 60g，土鳖虫 60g，大黄 150g，蒲公英 60g，栀子 30g，乳香 15g，没药 30g。

【用法】上述药物研末备用。用适量调凡士林敷患处，每天 1 次，3 天为 1 个疗程。

【适应证】气滞型落枕。

【出处】上海中医学院伤科教研组.《中医伤科学讲义》人民卫生出版社.

处方 130

蓖麻叶适量。

【用法】上药捣烂如泥膏状，贴灸于颈部阿是穴，上覆油纸固定。每日

1 次，3 天为 1 个疗程。

【适应证】各型落枕。

【出处】田从豁，藏俊岐.《中国灸法集粹》辽宁科学技术出版社.

二、非药物疗法

（一）耳穴压豆法

处方 131

耳穴：神门、肩、颈及上肢相应部位。

【操作】取耳穴神门、肩、颈及上肢相应部位，按耳穴压豆法常规操作，2 天换 1 次。

【适应证】气滞型落枕，1~2 次即可缓解。

【出处】李秀珍，高丽.《耳穴诊疗法》中国社会出版社.

（二）艾灸法

处方 132

肩部阿是穴及风池、天柱、大椎、肩中俞、大杼。

【操作】选肩部阿是穴及风池、天柱、大椎、肩中俞、大杼等，每次取 3~4 个穴位，用艾卷行温和灸，每穴每次施灸 15~30 分钟，每日 1~2 次。3 次为 1 个疗程。

【适应证】各型落枕。

【出处】田从豁，藏俊岐.《中国灸法集粹》辽宁科学技术出版社.

综合评按： 落枕是日常生活中的常见病之一，虽为小疾，但一旦发生，会给患者生活带来不便，且经常性落枕常为颈椎病的前兆，故落枕患者应该积极治疗。中医学对落枕的治疗有相当丰富的经验，《本草纲目》中就有"头项强不得顾视，大黑豆蒸熟，纳袋中枕之"，"头项强不得回顾，生桃叶蒸熟入袋，着项上熨之"等记述。就中医外治法而言，对落枕的治疗有众多的方法，而且疗效显著，一般仅施术 2~3 次即可治愈。以上所选诸法，既可单独使用，也可配合治疗。可熏、可洗、可敷、可贴；能施以灸法，也能用耳穴压豆法。

对于慢性及习惯性落枕患者，应予以足够的重视，避免向颈椎病发展。此外，应当注意睡眠姿势及枕头高度，并保暖避风寒，防其发生，止其复发。

第十二节　足跟骨刺

足跟骨刺是指以足趾面疼痛、痛点明显为特点的足跟骨增生性病变，属中医学的"痹证""足跟痛"等范畴。

1. 临床诊断

（1）多见于中老年人。

（2）晨起突然站立时疼痛明显，严重者不敢以患足足跟支地，行走片刻后疼痛稍减轻，但行走过多又致疼痛加重。

（3）足趾面的跟骨结节处及足跟底前内侧压痛，局部不红肿。

（4）X 线片显示跟骨结节前方骨赘形成等。

2. 中医分型

（1）肝肾不足型：足跟部受力时疼痛，伴腰腿酸软等全身症状。舌淡苔薄，脉虚弱。

（2）血瘀型：足跟部疼痛，痛处固定，行走或跳动时加剧。舌或有瘀斑，脉弦或涩。

（3）风寒湿型：足跟部疼痛，阴雨天加剧，喜温按。舌淡苔白，脉弦或紧。

一、药物外治法

（一）药物鞋垫法

🥣 **处方 133**

当归 20g，川芎 15g，乳香 15g，栀子 15g。

【用法】上述药物研末，撒入绵纱布间隙制成合适的鞋垫数只，每日垫 1 双鞋垫，交替使用。1 个月为 1 个疗程。

【适应证】血瘀型足跟骨刺。

【出处】《中国中医骨伤科杂志》1988，（3）：22.

（二）熏洗法

处方 134

威灵仙 30g，生桃仁 30g，生草乌 30g，生川乌 30g，三棱 30g，莪术 30g，羌活 30g，独活 30g，五加皮 30g，秦艽 30g，茜草 30g，牛膝 30g，透骨草 30g，凌霄花 30g，川芎 10g，血竭 10g，细辛 15g。

【用法】上药水煎，将患足置于药液之上，熏至足部出汗；待药液不烫时，将患足浸入其中。每次 20 分钟，每日 1 次，于睡前进行。15 次为 1 个疗程。

【适应证】风寒湿型足跟骨刺。

【注意事项】足跟热痛者，于上药中加入黄柏 15g，生大黄 15g，元明粉 15g；冷痛者，加入马钱子 15g，白芥子 15g。

【出处】《浙江中医杂志》1985，20（1）：20.

（三）洗足法

处方 135

透骨草 30g，寻骨风 30g，独活 15g，乳香 10g，没药 10g，血竭 10g，老鹳草 30g，黄芩 20g。

【用法】上述药物水煎，待温度适宜时，趁热洗足，每日 2 次，每次 10~15 分钟。7~10 天为 1 个疗程。

【适应证】血瘀型足跟骨刺。

【出处】李乃民.《中国传统外治法大全》学苑出版社.

（四）摩擦法

处方 136

川乌 30g，草乌 30g，独活 30g，红花 20g，当归尾 20g，桃仁 30g，生

大黄 20g，白芥子 50g，威灵仙 30g，细辛 20g，樟脑 30g。

【用法】上药研细末，取适量用醋调匀，摊于纱布上，用患足跟部踩擦压摩，每次 10 分钟左右，每日数次。1 个月为 1 个疗程。

【适应证】血瘀型足跟骨刺。

【出处】曲祖贻.《中医简易外治法》人民卫生出版社.

二、非药物外治法

隔姜灸

⚕ **处方 137**

鲜生姜、艾绒各适量。

【操作】鲜生姜切成 0.5~1cm 厚的薄片，中间以细针刺数个孔，将艾炷放在姜片上置于患处施灸，施灸 1 壮用姜 1 片，1 次施灸 7~10 壮，每日 1 次。15 次为 1 个疗程。

【适应证】风寒型足跟骨刺。

【注意事项】施灸时患者若感灼热，可稍移动姜片并继续灸治。

【出处】《针灸学报》1989，（4）：30.

综合评按：足跟骨刺是中老年人的多发病之一，给患者的日常生活带来极大的不便。单纯对足跟骨刺进行手术切除，效果较差。用中医外治法治疗足跟骨刺，在相当程度上能缓解、消除症状。据相关文献资料统计，其有效率为 80%~86%。本文所选诸法，其中鞋垫法寓治疗于日常生活，通过对药物长时间的接触而达到治疗目的；熏洗、隔姜灸、洗足、外敷等方法为传统的外治法，疗效也较好。

虽然，以上方法治疗足跟骨刺有较满意的疗效，但均存在着疗程较长的缺陷。倘若能加以尝试和改进，从而提高疗效、缩短疗程，中医外治法完全可能成为临床治疗足跟骨刺的首选疗法。

第十三节　外伤血肿

外伤血肿一般指高处跌下、硬物撞击或挤压等引起皮下组织及小血管受到破坏而形成以肿胀、疼痛为特点的组织内出血。属中医学的"瘀血""蓄血"及"恶血"等范畴。

1. 临床诊断

（1）有外伤史。

（2）局部肿胀，皮肤完整但有瘀斑，或皮下淤血，疼痛明显。

（3）较大的血肿，按之有波动感。

2. 中医分型

（1）瘀血型：局部红肿灼热，质软或见瘀斑，疼痛剧烈。舌淡苔薄，脉弦数。

（2）凝滞型：局部漫肿或形成包块，色暗质稍硬，胀痛。舌质暗或见瘀斑，脉弦紧或沉。

一、药物外治法

（一）贴敷法

处方 138

赤小豆适量。

【用法】赤小豆研末，与鸡蛋清调和敷贴患处，每日 1~2 次。

【适应证】凝滞型外伤血肿。

【出处】《湖北中医杂志》1990，（4）：44.

（二）涂擦法

处方 139

小活络丹 100 粒。

【用法】上药浸入 75％酒精中，封贮备用。施治时取药酒涂擦患处，每日 1~2 次。

【适应证】瘀血型外伤血肿。

【出处】《湖北中医杂志》1990，（4）：44.

（三）湿敷法

处方 140

生大黄 30g，五倍子 20g，生栀子 30g，白及 15g，柑子叶 30g，芙蓉花叶 30g。

【用法】取生姜适量煎汁，调上述诸药研制后的药粉，敷于患处，每日 1 次。

【适应证】凝滞型外伤血肿。

【出处】《中国骨伤》1990，3（3）47.

处方 141

鲜大蓟 120g，黄栀子 120g，黄酒 120g。

【用法】将大蓟和黄栀子放砂锅内兑水五茶碗，煎开后再兑入黄酒，稍煎 1 分钟，过滤。用新毛巾 2 条轮流溻渍患处，每次 20 分钟左右，每日 1~2 次。

【适应证】凝滞型外伤血肿。

【出处】曲祖贻.《中医简易外治法》人民卫生出版社.

（四）熏洗法

处方 142

宽筋藤 30g，伸筋草 30g，银花藤 30g，王不留行 30g，刘寄奴 30g，钩藤 20g，防风 15g，荆芥 12g，黄柏 12g。

【用法】上述药物水煎，熏洗患处，每次 20~30 分钟，每日 3 次。

【适应证】凝滞型外伤血肿。

【出处】曲祖贻.《中医简易外治法》人民卫生出版社.

二、非药物外治法

蜡疗法

🥄 **处方 143**

石蜡。

【操作】取一个瓷碗，依患处大小，将石蜡熔化倒入盘内，制成 2~3cm 厚的药饼，冷凝到 50℃ 左右时，敷贴于患处。每次治疗 30~60 分钟，每日 1 次。

【适应证】凝滞型外伤血肿。

【出处】曲祖贻.《中医简易外治法》人民卫生出版社.

综合评按：外伤血肿采用中医外治法有较好的疗效。以上所选诸法，或贴敷，或湿敷，或涂擦，疗程多为 3~5 天。对于有较大血肿、波动明显者，宜进行穿刺，吸出淤血后再行中药外治，疗效更佳。

外伤血肿务必要早治疗，以防止形成骨化性肌炎。

第十四节　鹤膝风

鹤膝风以单侧或双侧膝关节肿大疼痛，而股胫的肌肉消瘦，形如鹤膝为特征。多由三阳亏虚，风邪外袭，阴寒凝滞而成。本病包括西医学的风湿性、类风湿膝关节炎。

1. 临床诊断

（1）病变部位在膝关节，膝关节肿大而股胫肌肉消瘦，形似鹤膝。

（2）全身症状可有四肢厥冷、恶寒、面色㿠白等症状。

（3）X 线检查：早期表现为关节周围软组织肿，膝关节可有轻度骨质疏松；晚期，由于关节面软骨破坏，关节面呈不规则状，关节间隙变窄，关节边缘有穿凿状骨质破坏，膝关节骨质疏松。

（4）抗"O"、血沉、类风湿因子指标异常。

2. 中医分型

（1）寒湿凝聚型：膝关节肿大疼痛，遇寒加重，得热则舒，或有恶寒，无汗。舌淡红，苔白或白腻，脉沉滑。

（2）阳虚寒盛型：膝关节肿大隐痛，体虚恶寒，面色㿠白，四肢厥冷。舌质淡胖，苔薄白，脉沉缓。

（3）湿热型：膝关节红肿焮热，身重而痛，小便短而黄赤。舌苔黄腻，脉濡数。

药物外治法

（一）贴敷法

处方 144

大戟 100g，甘遂 100g，大黄 15g。

【用法】大戟、甘遂共为细末，取适量药末用蜂蜜调敷，敷于双膝上，并盖上鲜菜叶以保持敷药湿润，每天 2 次。敷 8 小时，肿痛可减轻。3 天后在原方余末中按 15% 的比例加入生大黄末，再敷如前法。

【适应证】湿热型鹤膝风。

【出处】《四川中医》1984，（5）：60.

（二）发疱法

处方 145

芥子 60g，大葱 30g，生姜 30g。

【用法】芥子微炒先捣，然后与生姜、大葱共捣绒，摊布上，包敷膝关节肿痛处，以局部发疱为度，一般 2~3 天患处起皮。

【适应证】阳虚型鹤膝风关节肿痛。

【注意事项】保持患部清洁，预防感染。

【出处】《陕西中医》1985，（4）：170.

综合评按：鹤膝风多由三阳亏虚、阴寒凝聚而为病，病程较长，缠绵不愈。中药外治鹤膝风方法不多，现代临床资料报道例数较少，但仅就现有资料分析，疗效尚可。

第十五节　肋软骨炎

肋软骨炎是一种比较常见的疾病，好发于青年，女性略多，主要表现为肋软骨增粗，伴有疼痛，其病因尚不明确。追溯病史，多数患者有流行性感冒或其他病毒感染史，因此有人认为病毒感染可能是肋软骨炎的病因。本病属中医学"胸痹"范畴。

1. 临床诊断

（1）本病多见于青壮年女性患者。

（2）可在第 2~10 肋近胸骨之肋软骨处发病，两侧均可发生。病变常侵犯第 2~4 肋软骨，尤以第 2 肋软骨多见。

（3）局部隆起结节，皮色正常，自感疼痛，压痛明显。严重者甚至屏气，不能举臂。

（4）本病永不化脓，疼痛消失后，肿块可存留较长时间，有时在劳累后，疼痛还会发作。

（5）无明显全身症状。

（6）X 线片及血沉均正常。

2. 中医分型

（1）火热毒邪型：肋骨局部肿胀隆起、触痛，局部热感，疼痛难忍，可伴见咽喉肿痛，咳嗽受限，便秘溲黄。舌红绛少苔，脉弦滑有力。

（2）肝郁气滞型：局部隆起、压痛、钝痛，胸胁胀痛或窜痛，可伴有头痛目眩，腹胀纳差。舌质淡红苔薄白，脉弦。

（3）血瘀阻滞型：痛有定处，局部隆起，疼痛难忍，呈持续性。舌质暗红或有瘀点，苔薄白或腻，脉沉涩。

（4）阴虚内热型：局部略隆起、隐痛，夜晚加重，伴见手足心热，烦躁失眠，咽干口苦。舌质红绛少苔或薄黄苔，脉沉细。

药物外治法

（一）贴敷法

🥣 **处方 146**

生大黄、黄连、黄柏各 30g，乳香、没药各 15g。

【**用法**】诸药共研细末，加米醋适量调成糊状，每日 1 料，分 2 次外敷患处。一般 1~2 日疼痛消失，4~6 日肿胀压痛消失。

【**适应证**】火热毒邪型肋软骨炎。

【**出处**】《浙江中医杂志》1984，（7）：324.

🥣 **处方 147**

生蒲黄、五灵脂各 20g。

【**用法**】生蒲黄、五灵脂共研细末，加米醋适量调成糊状，每日 1 料，分 2 次外敷患处。

【**适应证**】火热毒邪型肋软骨炎。

【**出处**】《江苏中医杂志》1989，（11）：42.

（二）热敷法

🥣 **处方 148**

伸筋草 60g，透骨草 80g，川乌 20g，草乌 20g，水蛭 15g，䗪虫 15g。

【**用法**】上药水煎取汁，趁热浸透多层纱布，敷于压痛点明显部位，每日 2~3 次，每次不少于 30 分钟，2 日 1 剂。若同时以热水袋置于纱布上熨，可提高疗效。

【**适应证**】血瘀阻滞型肋软骨炎。

【**出处**】《四川中医》1985，（9）：39.

🥣 **处方 149**

荆芥 10g，防风 10g，乳香 10g，没药 10g，胡椒面 10g。

【**用法**】上药共研细末，装入布袋内，布袋面喷洒适量食醋。将布袋置患处，袋上加一个热水袋。每次热敷 1 小时，每日 1 次。

【适应证】血瘀阻滞型肋软骨炎。

【出处】《中医杂志》1981,（4）: 24.

（三）穴位注射法

处方 150

夏天无注射液 2ml，2% 普鲁卡因 2ml。

【操作】患者取卧位，取病变局部压痛点用药，按穴位注射法常规操作，针头刺入深度不超过 1~1.5cm，每次用药根据疼痛范围可用 2~8ml，每隔 4 天 1 次，注射后 1~2 天内如有疼痛感觉可适当给予解热镇痛剂。

【适应证】血瘀阻滞型肋软骨炎。

【出处】刘健洪，何冬梅.《穴位药物注射疗法》江西科学技术出版社.

综合评按: 肋软骨炎是一种原因不明的多发病，常见于女性青年。近年来临床报道用中药外治法治疗肋软骨炎的资料较多，但方法大都雷同。方法虽少，但其治疗效果却较显著。综合分析近十年部分临床资料，中药外治法总有效率达 97.1%，临床痊愈率达 79.7%。

以上所选中药外治诸法，均可起到解毒、温经散寒、活血通络的作用。临证之时根据病情缓急、证候特点选用各法。如病情较急、疼痛较剧，可选用穴位注射法快速止痛消肿，同时佐以他法配合。总之，辨证施治，急则治其标，缓则治其本，才能药到病除，事半功倍。

第十六节　腱鞘囊肿

腱鞘囊肿是指发生在关节或肌腱附近的囊肿，多见于腕关节背面和掌面，手指背侧或掌面、足背等处亦有发生。本病可为单囊或多囊，囊肿局部隆起，不与皮肤粘连，触诊边界光滑，呈饱胀感，囊内充满液体而张力很大时，则显得坚硬，局部一般不痛或酸痛乏力，临床上多见于青壮年。属中医学"胶瘤"范畴。

1. 临床诊断

（1）部位以腕关节最为多见，也可发生于手指背侧或掌面，足及趾的背面等。

（2）肿块自指头到核桃大，呈圆形，表面光滑，推之可以移动。

（3）局部微有酸痛及乏力感觉。

（4）按之坚实，有时可有波动感。

（5）用针管穿刺肿物，可抽出胶冻样黏液物。

2. 中医分型

（1）气滞血瘀凝聚型：囊肿呈饱胀感，较坚硬，患部常有酸胀乏力感。舌暗或有瘀点，苔薄白，脉弦或弦涩。

（2）寒凝痰湿瘀阻型：囊肿触之囊性感，得热稍舒，遇寒加重。舌暗苔薄白或白腻，脉沉或沉迟。

一、药物外治法

（一）贴敷法

处方 151

红花 3g，桃仁 2g，山栀 4g，川芎 3g，赤芍 3g，皂角 3g，乳香 3g，没药 3g，三棱 2g，莪术 2g，桂枝 2g，当归 2g。

【用法】诸药晒干或焙干，研极细粉末过筛，视肿块大小，取适当粉末，加少许白面粉及适量白酒，调匀呈较稠的糊状，将糊剂外敷于肿块上，遮盖整个肿块，厚度以 1~2mm 为佳，外加一小块塑料薄膜覆盖，再以绷带包扎固定，注意要松紧适宜，每晚换药 1 次。

【适应证】气滞血瘀凝聚型腱鞘囊肿。

【出处】《中国中西医结合杂志》1987，（4）：246.

处方 152

芒硝 60g，大蒜 60g。

【用法】将大蒜剥皮后与芒硝加入铁钵内捣如泥备用。囊肿在腕关节及手背者，芒硝分量与大蒜之比为 6∶4；发于腘窝及膝关节者，芒硝分量与大蒜之比为 4∶6。用时先在囊肿处涂上一层凡士林以防止皮肤损害，然后将药敷在囊肿处，用布包扎。如敷 2~4 小时后皮肤自觉有发热灼痛者，去除敷药，抹去凡士林，隔半小时再重新敷药。

【**适应证**】气滞血瘀凝聚型腱鞘囊肿。

【**出处**】《中医杂志》1985，（4）：75.

（二）湿敷法

处方 153

徐长卿全草干品 200g，50% 酒精 500ml。

【**用法**】将徐长卿浸入 50% 酒精中 10 天。皮肤局部常规消毒，然后用不锈钢穿刺囊肿如梅花样，力求把囊肿刺透，接着将徐长卿酊剂用棉球湿敷，加盖敷料，并用胶布固定。如果将要干燥则加入药液，以使棉球保持一定湿度。隔日针刺囊肿 1 次，依据上法湿敷。

【**适应证**】寒凝痰湿瘀阻型腱鞘囊肿。

【**出处**】《广西中医药》1987，（6）：15.

二、非药物疗法

（一）综合外治法

处方 154

三棱针、艾条。

【**操作**】皮肤常规消毒，三棱针用高压灭菌或 75% 酒精浸泡。针刺前先观察囊肿是单房性还是多房性。单房性者，在囊肿最高点垂直进针；多房性者，在每个结节状最高点进针。进针后将三棱针针尖向四周做旋转或深刺，勿用力过猛，以免产生剧痛。出针后，及时用两拇指挤压针眼周围，以出尽内容物为止。然后在进针处覆盖一个消毒干棉球，再用消毒过的硬币压在棉球上，然后用 3~5cm 宽的胶布做环形固定。每天在针刺部位用艾灸 1 次，每次 15 分钟左右，7 天为 1 个疗程。

【**适应证**】气滞血瘀凝聚型腱鞘囊肿。

【**注意事项**】艾灸时须注意避免灼伤发疱而溃烂。

【出处】《中国针灸》1983，（3）：12.

（二）艾灸法

处方 155

阿是穴、姜片。

【操作】每次选穴 1~3 个，多选病变局部的阿是穴，每穴每次施灸 3~5 壮，艾炷如黄豆或莲子大小，每日或隔日做隔姜灸 1 次，以灸至局部充血为度。3 次为 1 个疗程。对伴有患肢酸痛无力者，可加灸囊肿邻近腧穴。

【适应证】寒凝痰湿瘀阻型腱鞘囊肿。

【注意事项】治疗期间和治愈 1 个月内，应注意休息，避免劳累，否则影响疗效而易复发。灸时须注意避免灼伤发疱而溃烂。

【出处】田从豁，藏俊岐.《中国灸法集粹》辽宁科学技术出版社.

处方 156

阿是穴。

【操作】囊肿小者可于局部中央处施灸，囊肿大者在局部呈"品"字形灸治，每次灸 1~3 壮，艾炷如麦粒大小，以局部充血红润、不起疱为度。3 次为 1 个疗程。

【适应证】寒凝痰湿瘀阻型腱鞘囊肿。

【出处】田从豁，藏俊岐.《中国灸法集粹》辽宁科学技术出版社.

综合评按：用中医外治法治疗腱鞘囊肿的报道较多，尤以灸法报道最多，且疗效较为显著。据记载，以艾炷隔姜灸治疗腱鞘囊肿 76 例，一般经 2~3 次灸治后，患部即感觉轻松，局部充血囊肿逐渐缩小，大多于治疗 5~6 次后痊愈，最多灸治 12 次，最少 2 次，平均 4.5 次。另据报道，用三棱针刺加灸治疗腱鞘囊肿 36 例，痊愈 33 例，占 91.6%，复诊和随访调查显示，最长者 4 年未见复发。其他中医外治法，虽然临床报道资料较少，但疗效较好。据报道，以徐长卿酊剂外敷治疗腱鞘囊肿 35 例，均全部治愈。

第十七节　骨结核

骨结核指结核杆菌感染、侵犯骨组织而致局部肿胀、疼痛及功能障碍等症状的继发病变。属中医学的"骨痨""骨疽"等范畴。

1. 临床诊断

（1）发病缓慢或有肺结核等病史；常出现低热、消瘦、贫血、盗汗等全身症状。

（2）局部疼痛、肿胀、功能障碍，病情发展可见肌肉痉挛或萎缩，关节畸形，寒性脓肿及窦道形成等。

（3）实验室检查可见血沉加快、结核杆菌培养阳性等。

（4）X 线片可显示溶骨、骨坏死、滑膜肿胀或骨质稀疏等改变。

2. 中医分型

（1）阴虚型：病变部位局部疼痛、肿胀、功能障碍，伴有午后低热、盗汗等阴虚表现。舌绛苔薄，脉细数。

（2）阳虚型：病变局部肿胀、发热，伴有身倦懒言、面色无华等阳虚症状。舌淡苔薄少，脉沉无力。

一、药物外治法

（一）热敷法

处方 157

晚蚕沙 30g，川椒目 30g，白芥子 30g，海桐皮 30g，苍术 15g，白芷 30g，吴茱萸 30g，生姜适量。

【用法】上药捣碎和匀，用食盐 250g 炒热，装入布袋热敷患处。每日 3 次，每次 30 分钟，10 日为 1 个疗程。

【适应证】阳虚型骨结核。

【出处】《中医杂志》1957，（12）：638.

（二）贴敷法

处方 158

麻油 500g，银珠 10g，樟丹 10g，轻粉 1.5g，蟾酥 1g，蜈蚣 4 条。

【用法】麻油煎煮 2 小时后，入银珠、樟丹、轻粉，15 分钟后入已焙干研末的蜈蚣与蟾酥，再熬 1 小时，冷却成膏。用时取适量敷贴患处。2~3 天换 1 次，2 个月为 1 个疗程。可连续应用 4 个疗程。

【适应证】阳虚型骨结核形成的窦道等。

【出处】《中国中西医结合杂志》1989，9（12）：751.

（三）隔药灸

处方 159

黄蜡、香油等份。

【操作】将香油装入勺内，用慢火烧至滚开，再将黄蜡放入香油内熔化并冷凝。施灸时将之化开，趁热用葱白蘸蜡油在患处刷抹，反复刷抹 5~10 分钟，将凝固在患处的蜡油用敷料覆盖固定，再行施灸时将其刮去即可行上法。每日 1 次，10 次为 1 个疗程。

【适应证】阳虚型骨结核破溃、窦道等。

【出处】《吉林中医药》1983，（5）：6.

处方 160

硫黄 120g，细辛 18g，樟脑 18g，闹羊花 30g。

【操作】上述药物共研细末，用火熬化，再倾于石上冷凝，剪成小豆大小备用。施治时先取 0.1cm 厚的生姜片放于患处，上置药炷点燃，燃完则再取 1 炷，每次灸 10~15 分钟。每日 1 次，10 次为 1 个疗程。

【适应证】阳虚型骨结核破溃、窦道等。

【注意事项】施术时患者若感灼烫，可将姜片轻轻移动再继续施灸。

【出处】《中医杂志》1959，（3）：55–56.

（四）涂擦法

处方 161

斑蝥 3g，青蒜 3g，樟脑 12g，花椒 12g。

【用法】用白酒 360g 和醋 120g 混匀，将上药放入其中浸泡 7 日即可。用时以棉签蘸药汁涂擦患处，每日 1 次。2 个月为 1 个疗程。

【适应证】阳虚型骨结核破溃、窦道等。

【出处】《中医杂志》1959，（3）：57.

（五）烟熏法

处方 162

肉桂、炮姜、人参芦、川芎、当归各 10g，白芥子、祁艾各 30g，白蔹、黄芪各 15g。

【用法】将上述药物研为细末，用厚草纸卷成药卷，点燃熏患处，每次 15~30 分钟，每日 1~2 次。10 日为 1 个疗程。

【适应证】阳虚型骨结核溃疡。

【出处】曲祖贻.《中医简易外治法》人民卫生出版社.

（六）药捻法

处方 163

紫硇砂 12g，煅槟榔 15g，红升丹 12g，冰片 12g。

【用法】上述药物研成极细制成药捻，用时插入窦道，2 天换 1 次，7 次为 1 个疗程。

【适应证】阴虚型骨结核形成的窦道。

【出处】《中医杂志》1957，（12）：638.

（七）围药法

处方 164

草乌 90g，干姜 90g，赤芍 30g，白芷 30g，制南星 30g，肉桂 15g。

【用法】上述药物研末，用酒调，按围药法操作将药敷于患处，每日 1

换。7 日为 1 个疗程。

【适应证】阳虚型骨结核破溃、窦道等。

【出处】《外科正宗》。

（八）熏洗法

🥣 处方 165

荆芥 18g，防风 18g，丹皮 12g，花椒 30g，川芎 12g，当归 18g，黄柏 18g，苍术 18g，苦参 60g。

【用法】上药用布包好，加水煎沸，熏洗患处，每日 1 次。7 次为 1 个疗程。

【适应证】阴虚型骨结核。

【出处】《中医杂志》1959，（3）：59.

二、非药物疗法

艾灸法

🥣 处方 166

阿是穴。

【操作】取艾炷如黄豆大 10~25 炷，每次选用患部穴位 2~5 个，每穴每次施灸 3~5 壮，3 日 1 次，5 次为 1 个疗程。

【适应证】阳虚型骨结核。

【出处】田从豁，藏俊岐.《中国灸法集粹》辽宁科学技术出版社.

综合评按： 骨结核为继发性病变，多发于儿童及青壮年。中医学对骨结核有丰富的治疗经验，中医外治法更是有较好的疗效。以上所选各种治法，针对骨结核的肿瘤及溃疡、窦道等症状，或直接作用于患处，如贴敷、药捻等法；或通过经络作用，如灸治等，以滋阴温阳、和血祛瘀、祛风散寒为原则辨证施治，均有一定疗效。

对骨结核只要早期发现，及时治疗，可以缩短疗程，降低复发率。在用中医外治法的同时宜配合抗结核治疗，必要时应行手术。

第十八节　关节脓肿

本病多见于儿童，西医学认为本病为化脓性细菌所引起的关节内感染化脓。常见致病菌多为金黄色葡萄球菌、肺炎球菌、大肠杆菌等，感染途径多为血行性感染，少数从邻近软组织感染蔓延或局部直接继发感染造成。属中医学的"关节流注"范畴。

1. 临床诊断

（1）急性发病，突然发热，体温可达 40℃，有寒战神萎、饮食不佳、全身不适，伴恶心呕吐以及全身中毒症状。

（2）患病关节痛剧，局部皮肤红肿，皮温高，压痛明显。伴有波动者则关节内已有脓液形成，患者关节多呈屈曲、畸形。

（3）白细胞总数增高，中性粒细胞可高于 0.9，血沉增快。

（4）X 线片表现：早期可见关节间隙增宽；后期可见软骨下骨质疏松和破坏，骨质增生、硬化。少数可见骨骺滑脱或病理性脱位。

（5）关节穿刺：关节液早期呈浑浊状，晚期呈脓性。细菌培养阳性。

2. 中医分型

（1）火毒内盛型：关节脓肿，伴见高热、头痛、口渴、烦躁等。脉数大，舌红苔黄。

（2）气血亏虚型：关节脓肿绵延日久，伴见消瘦、神疲无力、面色少华、饮食减少等。舌淡，脉细无力。

药物外治法

（一）熏洗法

处方 167

夏枯草 30g，蒲公英 60g，紫花地丁 40g，金银花 30g，丹皮 15g，黄连

12g，白芷 15g，黄芪 20g。

【用法】上药水煎后熏洗患处。每日熏洗 1~2 次，5~7 次为 1 个疗程。

【适应证】火毒内盛型关节脓肿已有脓液者。

【出处】曲祖贻.《中医简易外治法》人民卫生出版社.

（二）贴敷法

🥣 处方 168

大黄、黄柏、姜黄、白芷各 250g，南星、陈皮、苍术、厚朴、甘草各 100g，天花粉 500g。

【用法】上药共研细末，取适量用白酒调敷患处，每日 1 次，5~7 次为 1 个疗程。

【适应证】火毒内盛型关节脓肿初起。

【出处】李曰庆.《中医外科学》中国中医药出版社.

🥣 处方 169

玄参、白芷、归身、肉桂、赤芍、大黄、生地、土鳖虫各 6g，阿魏 1g，轻粉 1.2g，柳、槐枝各 100 段，血余炭 3g，东丹 120g，乳香 1.5g，没药 1.5g，麻油 5 斤，

【用法】除东丹外，将余药用油煎，煎至药枯，滤去渣，再加入东丹（一般每 500g 油加东丹 20g），充分搅匀成膏。用时将膏摊于牛皮纸上，随疮口大小贴于患处。每日 1 次，3~5 次为 1 个疗程。

【适应证】关节脓肿初起。

【出处】李曰庆.《中医外科学》中国中医药出版社.

综合评按：关节脓肿一般发病急，有明显的全身症状，如寒战、高热、全身不适，外用中药疗法，可作为此病的一种辅助治疗手段，或用于关节脓肿初期的治疗。在急性期一般应及时给予关节穿刺排脓、大剂量抗生素以及中药辨证施治，切勿延误病情。

《当代中医外治临床丛书》
参编单位

总主编单位

河南大学中医药研究院　　　　　　中华中医药学会慢病管理分会

开封市中医院　　　　　　　　　　海南省中医院

北京中医药大学深圳医院

副总主编单位（排名不分先后）

北京中医药大学　　　　　　　　　南京中医药大学

山东中医药大学　　　　　　　　　河南大学中医院

黑龙江中医药大学　　　　　　　　辽宁中医药大学

四川省第二中医医院　　　　　　　浙江省义乌市中医医院

南阳理工学院张仲景国医国药学院　湖北省英山县人民医院

河南省中医糖尿病医院　　　　　　江西省高安市中医院

河南省长垣中西医结合医院　　　　甘肃省兰州市中医医院

甘肃省兰州市西固区中医院　　　　河南省开封市儿童医院

河北省馆陶县中医院　　　　　　　湖北省咸宁市中医院

湖北省武穴市中医院　　　　　　　中日友好医院

编委单位（排名不分先后）

河南省中医院　　　　　　　　　　河南省开封市第五人民医院

南阳理工学院张仲景国医国药学院　河南省郑州市中医院

开封市中医糖尿病医院　　　　　　河南省项城市中医院

广东省深圳市妇幼保健院　　　　　河南省荥阳市中医院

山东省聊城市中医院
中国人民解放军陆军第 83 集团军医院
甘肃省兰州市西固区中医院
成都中医药大学
江苏省扬州市中医院
江苏省盐城市中医院
江苏省镇江市中医院
河北省石家庄市中医院
河南省三门峡市中医院
河南省三门峡市颐享糖尿病研究所
河南省安阳市中西医结合医院
河南省林州市人民医院
广州中医药大学顺德医院附属均安医院

河南省南阳市中医院
河南省南阳名仁医院
河南省骨科医院
河南省濮阳市中医院
四川省南部县中医院
贵州省福泉市中医院
浙江省义乌市中医医院
海南省三亚市中医院
黑龙江省安达市中医医院
湖北省天门市中医医院
湖北省老河口市中医医院
深圳市罗湖区中医院